食事療法 はじめの一歩シリーズ

「飲み込みにくい」と感じた、その日から

誤嚥性肺炎を防ぐ 安心ごはん

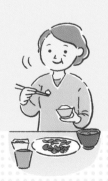

女子栄養大学出版部

こんな人におすすめです

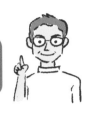

近頃よく聞く「誤嚥性肺炎」どういう病気?

▼誤嚥や誤嚥性肺炎とはどういうものかを、イラスト入りでわかりやすくお伝えするとともに、なぜ気をつけなくてはいけないのか、という理由もていねいに解説しています。

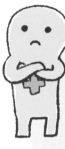

誤嚥性肺炎にはなりたくないけれど、どうすればいい?

▼予防には早めの気づきが肝心です。誤嚥しやすい人、誤嚥性肺炎になりやすい人のサインをお伝えします。

また、予防対策として、食事の対策のほか、入れ歯を含む口の中のケア、姿勢、生活の注意などを、きめ細かくお伝えしています。

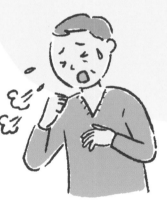

本書を手にしたかたへ

食べることはかけがえのない喜びです。しかし、齢を重ねるとともに足腰が衰えるといった「傾き」のなかで、食べる機能も衰えていきます。

食べることは喜びであると同時に、生きるために必要な行為でもあります。私たちはこの世に生を受けてから、成長のため、活動のために必要なエネルギーやたんぱく質などの栄養をとり続けなくてはなりません。

しかし、食べる機能の衰えとともに、食べ物や唾液を誤嚥(気管に入ってしまうこと)し、窒息や誤嚥性肺炎を起こす危険が高くなります。誤嚥性肺炎を起こして悪化すると、ときには食べることをあきらめなくてはならない場面も出てきます。

形のある食事(普通の食事)は、刻んだ食事やペースト食よりおいしいことに、だれも異論はありません。

この本は

父が医者に「誤嚥に注意。水分にとろみを」と言われたけれど、聞く耳を持たず……。

▼だれしも、自覚がまだ乏しいうちに注意を受けると抵抗を感じるものです。

しかし、なぜ水分にとろみをつけるのかという理由がわかれば納得できるでしょう。「誤嚥なんて自分とは関係ない」と思っているかたにこそ、本書はおすすめです。

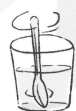

高齢の二人暮らしや一人暮らしの人にも手軽にできる食事の工夫を知りたいなあ。

▼誤嚥性肺炎を防ぐには、誤嚥しないための工夫とともに、栄養をとることも大事です。

本書は、食べ物の注意や誤嚥を防ぐ調理の工夫とともに、栄養もしっかりとれる料理が満載です。

市販総菜やレトルト食品などを活用した楽々料理もあります。

家族や介護スタッフにも役立つ情報が満載です。

ですが、形のある食事を噛んで飲み込むためにはさまざまな能力が要求され、その能力は、だれにも訪れる「傾き」の中で下がっていきます。そのときに、食べ物の形状を「やわらかく飲み込みやすくする」といった工夫が必要になります。それは、安全にしっかりと栄養をとり、誤嚥性肺炎を防ぐことにつながります。やみくもに食べる楽しみを求めることとは真逆の選択です。

神様は、人間の命を50歳までと見積もり、設計したと言われています。それ以降の人生は、齢を重ねることに伴う機能の変化に合わせていくことが求められます。

本書は、誤嚥性肺炎にならないように、おいしく食べ続けるためにはどんな「工夫」をすればよいかを、やさしくお伝えいたします。

菊谷 武

日本歯科大学口腔リハビリテーション多摩クリニック 院長

CONTENTS

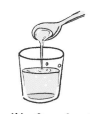

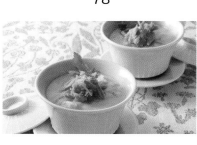

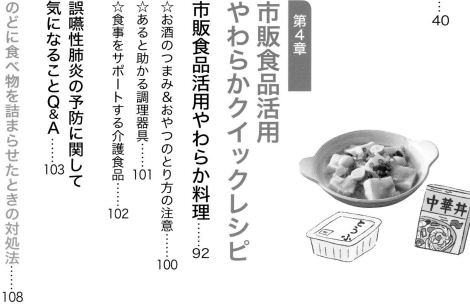

本書の使い方

レシピについて

1人分のエネルギー、たんぱく質、食塩相当量を表示しています。よりくわしい栄養素の量は109ページ〜をごらんください。

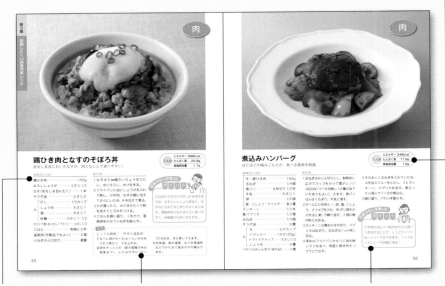

材料は2人分を基本としていますが、料理により作りやすさを考慮して1人分や2〜3人分のものなどもあります。

メモ
補足の情報を記しています。

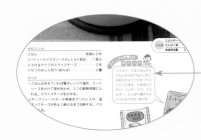

（第3章の場合）
「誤嚥予防＆栄養upポイント」
食べやすく、飲み込みやすくする調理の工夫や栄養面の工夫、料理の特徴などを紹介しています。

（第4章の場合）
「クイック＆栄養upポイント」
簡単に作る工夫や栄養面の工夫、料理の特徴などを紹介しています。

料理レシピや栄養成分表示について

- 材料表の重量は、実際に口に入る量（正味重量）です。
- 1カップは200mL、大さじ1は15mL、小さじ1は5mLです。
- 塩は小さじ1が5gのものを使用しています。
- 「だし」は削り節やこんぶでとったものでも、だしの素を使ったものでもどちらでもかまいません。
- めんつゆは2倍希釈のものを使用しています。3倍希釈を使う場合は、量を2/3にしてください。

- 電子レンジは600Wを基本とした加熱時間を表示しています。500Wで加熱する場合には、加熱時間を1.2倍くらい（加熱時間×1.2を目安に）長くし、様子を見ながら調理してください。
- 「食塩相当量」とはその料理に含まれる塩分の量です。調味料に含まれるナトリウム量と、肉や魚、卵など食材自体に含まれるナトリウム量を合計して食塩に換算した数値です。

6

第1章

誤嚥性肺炎について知る

誤嚥性肺炎とはどういう病気？　誤嚥とはそもそもなに？

高齢者に多いのはなぜ？

防ぐためにはどうすればよい？

まずは正しく知って、どんな対応が必要かを考えましょう。

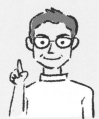

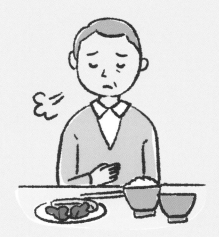

食べる機能の低下、誤嚥とは？

食べる行為には多くの機能が関わっている

どの機能が低下しても、誤嚥しやすくなります

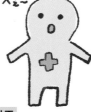
へぇ〜

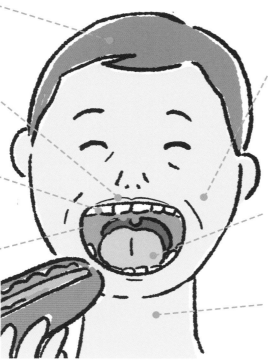

脳
視覚など五感から伝わる刺激で唾液や消化液の分泌を調整し、摂食嚥下の指令を出す。

唇
飲食物をとらえて口の中に送り込み、噛むことや飲み込むことを助ける。

歯
食べ物を噛み砕いて唾液と混ぜ合わせる。

上あご（口蓋）
食べ物を噛むときものどの奥に送るときも、舌と上あごの支えが不可欠。奥のやわらかい部分（軟口蓋）は飲食物が鼻に入るのを防ぐ役割がある。

頬
食べ物を噛み、まとめて飲み込むのに頬の強い筋肉も必要。

舌
のどの奥につながっており、食べ物を噛むために歯の上に動かす、まとめる、のどに送り込むのに特に重要な筋肉。味覚や温度のセンサーでもある。

のど（咽頭）
口から送られてきた飲食物を食道に送り込む。

むせや誤嚥は食べる機能の誤作動

みなさんは、水を飲もうとしたときにむせることはありませんか。食事中にむせたりせき込んだりすることが増えてきたら、誤嚥をしているかもしれません。

食べる・飲み込むという行為には、脳神経や多くの筋肉が複雑に関わっています（上図）。食べ物や飲み物を前にすると、視覚など五感から脳に情報が伝わり、唾液や消化液が出始め、手、唇、歯、舌、頬、上あご、のどなど多くの筋肉が連動して飲食物を口からのどへ、さらに食道へと送り込みます。この一連の動きを摂食嚥下機能といいます。

歯で噛むことだけでなく、舌をはじめ多くの部位の筋肉が力を合わせなければ、飲み物も食べ物もうまく飲み込

食べ物などで窒息死する高齢者は毎年 7000 人以上にも！

> 高齢者の不慮の事故死の三大原因は転倒・転落、ふろ場などでの溺水、そして食べ物などによる窒息です

◆ 65 歳以上高齢者の不慮の事故による年間死者数　(2017〜19 年の平均値)

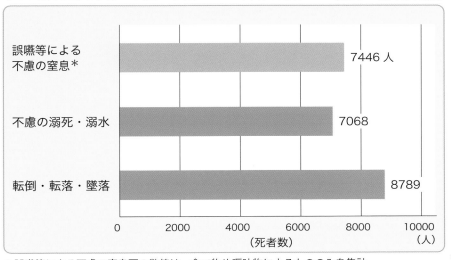

- 誤嚥等による不慮の窒息＊　7446 人
- 不慮の溺死・溺水　7068
- 転倒・転落・墜落　8789

（死者数）（人）

＊誤嚥等による不慮の窒息死の数値は、食べ物や嘔吐物によるもののみを集計。
（厚生労働省「人口動態統計」より作図）

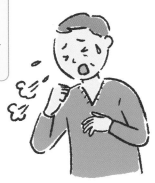

窒息も食べる機能の低下によって起こる

齢をとったり病気をしたりすると、この機能が低下して、飲食物が肺につながる呼吸の道である気管に入り込む誤作動、すなわち誤嚥が起こりやすくなります。水などの液体は最も誤嚥しやすいものです。高齢になると、誤嚥によって誤嚥性肺炎を起こすリスクも高くなり、発症すると寿命を縮める場合が多いので警戒されています。

毎年正月になると、もちをのどに詰まらせて亡くなる人が後を絶ちません。もちなどの食べ物によって窒息死する高齢者は毎年7000人前後にものぼります（上図）。こうした食べ物による窒息も、食べる機能の低下が一因となっています。

食べる機能の誤作動は、命の危険と隣り合わせの問題なのです。むせはそのシグナルの一つ、ということができます。

むことはできないのです。

誤嚥性肺炎はなぜ怖い？

食べる機能が低下すると……

高齢になるほど体力が低下しやすく回復に時間もかかるため、負の連鎖が進みがちに……

食べる機能の低下、歯周病など歯の不具合

食べるものが限られる
↓
食べる楽しみが減る

食欲低下、水分摂取不足
↓
低栄養、脱水ぎみに

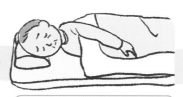

誤嚥性肺炎のリスク上昇、発症 ← 免疫力、体力、気力の低下

⋮

食事の制約
↓
低栄養、脱水症状

免疫力、体力、気力の低下

誤嚥性肺炎再発……衰弱

食べる機能の衰えが招く
負の連鎖

齢をとると、脳の神経、歯、舌、のどなど、8ページでお話ししたような食べる行為に関わる多くの部位の働きが低下していきます。中でも、飲み込むときに重要な働きをする舌の筋肉の力は、75歳を過ぎると急に低下が進みます。また、脳血管障害、パーキンソン病、認知機能低下、筋肉や神経の病気なども食べる機能を低下させる要因になります。そうしたことが重なって誤嚥は起こりやすくなります。

しかし、誤嚥しても、かならずしも肺炎になるわけではありません。誤嚥の際に肺に細菌が多く侵入し、しかも体の免疫力が弱っていると、肺炎を起こす危険性が高くなるのです。

高齢になると、歯の不具合や唾液の

誤嚥性肺炎による死者のほとんどは高齢者

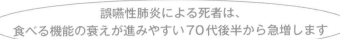

誤嚥性肺炎による死者は、
食べる機能の衰えが進みやすい70代後半から急増します

◆年齢別にみる誤嚥性肺炎による死者数

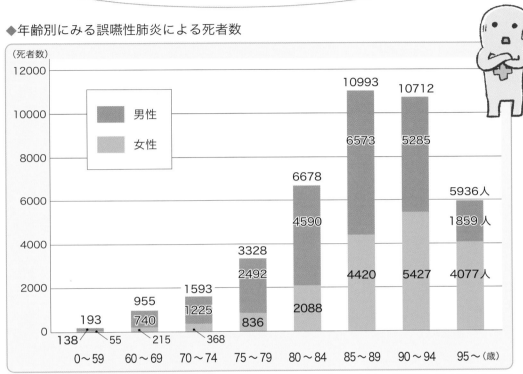

（厚生労働省 「令和元年（2019年）人口動態統計」（確定数）より作図）

誤嚥性肺炎の9割は高齢者

誤嚥性肺炎による死者は4万人を超え（2019年）、その9割は65歳以上の高齢者です。統計上の死因順位は6位ですが、他の病気に誤嚥性肺炎を併発して亡くなる人も多いのです。

60〜80代で女性より男性の死者数が多い（上図）のは、若い頃からの喫煙習慣によって慢性閉塞性肺疾患（COPD）などの呼吸器疾患を患う人が多いことも一因とみられています。

減少、歯みがきなど口の中の手入れ不足などによって、口内細菌が増えやすくなります。また、食べる機能が衰えると食べる楽しみが減って、食欲が落ちてしまいます。すると食事量が減って水分も栄養も不足ぎみになり、免疫力も低下しやすくなります。その結果肺炎を起こすと食事がさらに制約されてしまい、体力も気力も徐々に落ちて再発をくり返す、という負の連鎖が起きて、寿命を縮めてしまうことが少なくありません。

早めに気づこう 食べる機能の低下と誤嚥性肺炎

食べる機能が低下ぎみの人に見られやすい様子

こんな症状が増えてはいませんか？
チェックしてみましょう ☑

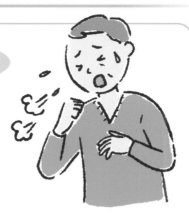

- ☐ むせやすい・せき込みやすい
- ☐ せきの力が弱くなった
- ☐ 痰（たん）が多い
- ☐ 食後、のどに違和感や食べ物の残留感がある
- ☐ 食後、声ががらがらしたりかすれたりする
- ☐ 食べ物の好みが以前よりやわらかめになった
- ☐ 食欲が落ちた、食べ残しが増えた
- ☐ 食事をとると疲れを感じる
- ☐ 食事に時間がかかるようになった
- ☐ 発声が不明瞭で話が聞き取りにくい
- ☐ 舌や頬を噛みやすい
- ☐ 食後うがいをすると食べかすが多く出る
- ☐ のどぼとけが下がってきた

むせだけでなく 他のサインにも注意

誤嚥性肺炎を防ぐには、その原因となる摂食嚥下機能（食べる機能）の低下に早めに気づいて、対策を講じることが肝要です。

しかし、機能の低下は徐々に進むので、本人も周囲の人も気づきにくいものです。また、気づいたとしても、たいしたことはないと軽視してしまうこともよくあります。

そこで、摂食嚥下機能が低下してきた場合に見られやすい様子を上にあげました。高齢のかたご本人はもちろん、家族や介護スタッフなど周囲の人々もみんなで、日ごろから注意してみてください。

もしも、当てはまる様子が継続して見られる場合は、第2章以降を参考に、

誤嚥性肺炎発症のサインにも気をつけて

　誤嚥性肺炎をもし発症しても、発熱やせきなど肺炎の特徴的な症状があまり見られない場合もあります。以下のようないつもと違う様子があれば、早めに内科を受診してください。

◎**熱がある（いつもより高め）**

◎**せき、痰が出る**

◎**だるい、だるそう**

◎**ぼうっとして反応が鈍い**

◎**食欲がない、食べたがらない**

◎**息づかいが荒い、脈が速い**

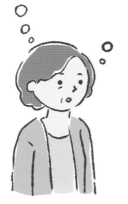

むせやせき込みは誤嚥の防御反応。無理に抑えずしっかり出そう！

　むせやせき込みを無理に抑えようとする人がいますが、逆に誤嚥するおそれがあるので気をつけましょう。むせやせき込みは誤嚥を防ぐ防衛反応であり、しっかりできるのは誤嚥防衛機能がよく働いている証拠でもあります。周囲の人も、むせやせき込みばかりを警戒するのではなく、右ページに示したような全体の様子を見ることが大切です。

症状が進むと起きやすい不顕性誤嚥（ふけんせい）

　嚥下機能が落ちてくると、不顕性誤嚥といって、誤嚥をしていてもむせなどの症状が出ない場合もあります。夜寝ている間に唾液を誤嚥することもあり、その際に侵入した細菌によって肺炎を起こすこともあります。発見が遅れないよう、様子の変化に注意しましょう。

気になる様子は専門医に相談を

　むせやすいなど、気がかりな様子が複数ある場合や、症状が進んでいると感じられるような場合は、かかりつけの内科や歯科、耳鼻咽喉科などに相談することをおすすめします。最近は、「摂食嚥下障害外来」を開設している医療機関も増えてきています。また、症状によっては、歯科診療所において口腔機能低下についての検査や指導を、保険適用で受けることができます。

　こうした症状に加えて、やせて栄養不良ぎみ、体力がないといった様子が見られる場合や、虫歯や歯槽膿漏（しそうのうろう）など口の中に問題がある、喫煙歴が長く（現在は禁煙でも）呼吸器官が弱い、10ページでお伝えしたような病気があるなどの場合は、誤嚥性肺炎にかかるリスクも高いので、より注意が必要になります。

食事の工夫や口腔ケアなどを心がけてみましょう。

嚥下のメカニズム

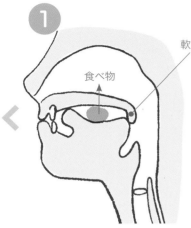

① 飲食物を噛んだりまとめたりしている間は、唇は閉じ、のど側は舌の奥と上あごの柔らかい部分（軟口蓋）で閉じられ、のどに飲食物が流れ込むのを防いでいる。

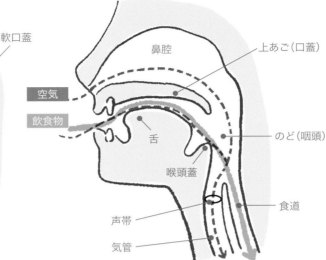

鼻からのど（咽頭）を通って気管に入る空気の通り道と、口からのどを通って食道に入る食べ物の通り道は、のどの所で交差している。

★ふだん、のどは呼吸のために使われている。呼吸のために気管は常に開き、食道は常に閉じている。

★飲食物を飲み込むときに一瞬だけ気管が閉じて食道が開く。気管が閉じて食道が開いていることができる時間は、0.5～0.8秒。飲み込み終わるとすぐさま気管は開き、呼吸が再開される。

★食道と気管の入り口がほぼ同じ高さで並んでいることも、誤嚥しやすい要因の一つ。

瞬時の嚥下反射で食道が開く

さて、なぜ誤嚥を起こしやすくなるのか、そのしくみを見てみましょう。

口の中で噛みまとめた飲食物は、のど（咽頭）から食道へと入ります。一方、鼻や口から吸い込む空気も同じのどを通って気管へと送られています。

のどの下方には上図（右）のように空気の通る気管と飲食物の通る食道が並んでおり、通常は空気の通る「鼻→のど→気管」の道が開いていて、呼吸や会話をしています。

ところが、飲食物を口に入れ（上図①）、その飲食物がのどに送られると、反射的に上あごの奥の軟口蓋が持ち上がって鼻腔をふさぎ（②）、同時に喉頭蓋が下がって気管の入り口が閉じて食道の入り口が開かれ（③）、その瞬間人

誤嚥を防ぐには、適切なタイミングと、飲食物を強い力で食道に向かって送り込むパワーが必要！

嚥下反射の時間はわずか約0.5〜0.8秒！

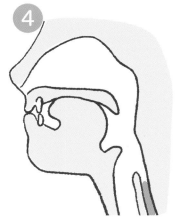

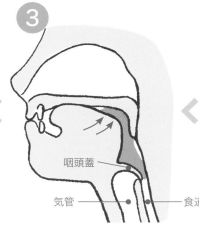

咽頭蓋

気管　　　　　　食道

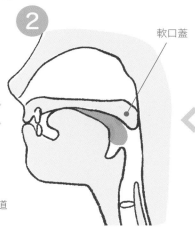

軟口蓋

④ 飲食物が食道に送り込まれる。

③ 飲み込む際には、舌はのどの奥の壁に向かって移動し、のどを上から下に向けて絞り込む。この舌の動きによって喉頭蓋が倒れ込み、空気の入り口が閉じられると同時に食道の入り口が開き、食べ物が食道の中に押し込まれる。

② 飲食物がのどに送られると、軟口蓋が上がって鼻とのどが分離される、これによって呼吸が停止する。

こうした呼吸の道と食べ物の道の瞬間切り替え構造は、人類が音声言語機能を発達させるために作られたともいわれており、誤嚥は人類の宿命ともいわれています。

重要なのはタイミングとパワー

呼吸から嚥下へと機能を切り替え、空気の道をふさいで飲食物を食道に送り込むには、嚥下反射（②〜③）がタイミングよく行われることと、飲み込むための強い力（パワー）が必要です。のどに入った飲食物は、重力で食道に入っていくのではなく、舌やのどの強い筋肉の力で食道へ送り込まれていくのです。その証拠に、人間は逆立ちをしても飲み込むことができます。

しかし、加齢や病気などで摂食嚥下に係わる筋力が落ちてくると、タイミングのずれやパワー不足から、誤嚥や窒息という事態を招いてしまいます。

は息を止めて飲食物を食道に送り込みます（④）。

この瞬間に反射的に起こる動作を嚥下反射といい、約0.5〜0.8秒という速さで行われています。人は飲食物を嚥下するたびにこの嚥下反射を、神業のように無意識にくり返しているのです。

誤嚥が起こるメカニズムを知る

嚥下後誤嚥

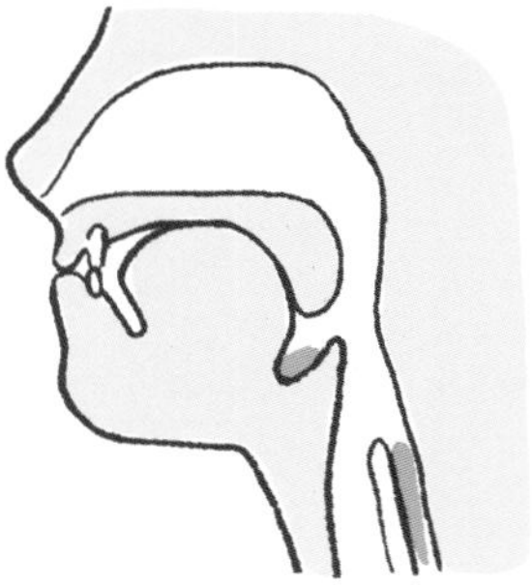

❶
口からのどへ送り込んだ食べ物が、飲み込む力が弱いため、嚥下後も一部がのど（咽頭内）に残り、

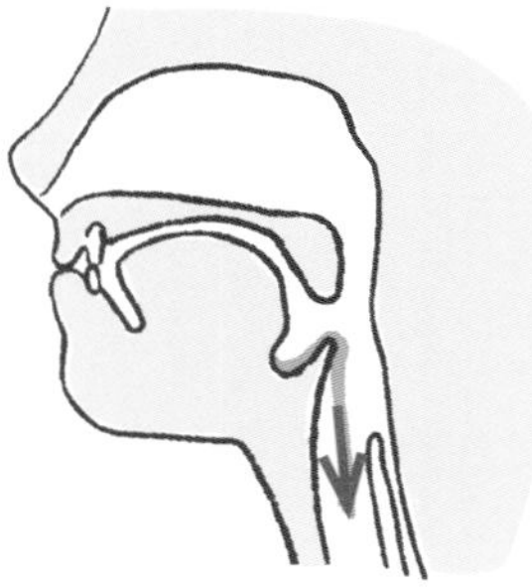

❷
呼吸の再開とともに、気管に吸い込まれる。

原因：飲み込む力が弱い。
飲み込みに強い力を要するもの（肉、おにぎりなど）を食べる。
一口の量が多い。食べる速度が速い。

嚥下前誤嚥

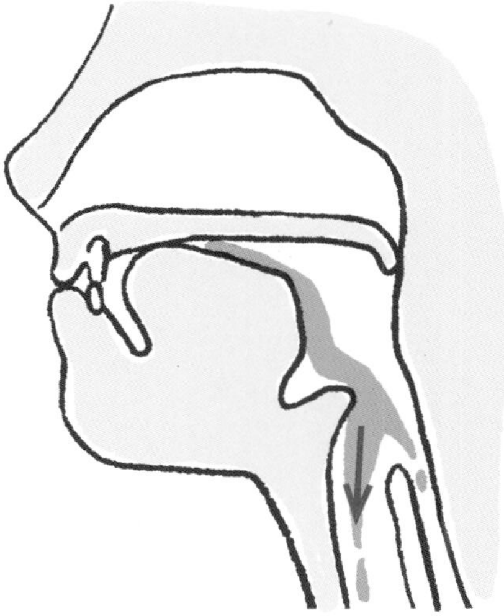

嚥下運動が起こる前（気管が閉じて食道が開く前）に、飲食物が気管に流れ込んでしまう。

原因：嚥下反射が起こるのが遅い。
口の中に飲食物をためておく力が弱い。

嚥下前に起こる誤嚥、あとに起こる誤嚥

嚥下にはタイミングとパワーが重要、とお伝えしましたが、誤嚥はどのようにして起こるのでしょうか。

誤嚥にはいくつかタイプがありますが、嚥下のタイミングの不良で起きやすいのは「嚥下前誤嚥」です。食べる速度と嚥下のタイミングが合わず、嚥下反射が起こる前に誤嚥してしまうものです。水などを飲んですぐむせるのはこのタイプです。口の中に飲食物を保持する力が弱くなったり、嚥下反射の速度が落ちたりすると起こりやすくなります。

一方、嚥下のパワー不足で起きやすいのは「嚥下後誤嚥」です。嚥下した飲食物の一部がのどのくぼみなどに残り、それが呼吸を再開したあとに気道

いつまでも広いと思うな "ストライクゾーン"

ストライクゾーン（的）が大きい

弾力の強いもの、粘りけのあるもの、さらさらの液体などなんでも問題なく飲み込める。

的が小さくなると

以前は平気だったが、うまく噛めない、飲み込めない、むせる、誤嚥する……。

小さくなった的にうまくボールを投げ込むには

食べ方や食べ物の形状の工夫などが必要に。場合により専門医に受診を。

慎重に食事をしないと、的からはずれて誤嚥や窒息の危険が。

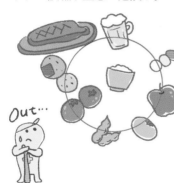

いつでもなんでも来い！

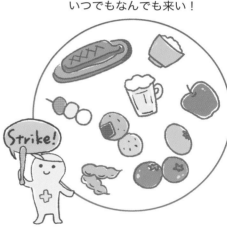

に入り込むもので、嚥下後しばらく経ってからむせが起こります。

こうした誤嚥のタイプをふまえて、予防策を考える必要があります。

的が狭くなったらそれに合わせよう

若くて元気な人は、多少乱暴に食べても誤嚥することはまずありませんが、それはいわばストライクゾーン（的）が広いからです（上図）。しかし、加齢や病気などの影響で食べる機能の衰えが生じてくると、的が狭まってきます。それを無視して若いころと同じような食べ方をしていると、窒息や誤嚥、ひいては誤嚥性肺炎という、命に関わる事態を招きかねません。

足腰が弱ってきたら、だれしも歩く速度を下げたり杖をついたりするようになります。それと同じように、食べる機能が低下してきたら、それに合わせた工夫や対策が必要です。その対策をこれからお伝えしていきましょう。

17

食べ方や飲み方、調理法を工夫する

まずは食べ方に気をつけることが大事

食べ方を工夫する

● 食べることに意識を集中する

● 少しずつ口に入れる

● よく噛む

● ゆっくりと食べる

● 一口ごとに「ごくん」と意識して飲み込む

● 交互嚥下をする(左ページ参照)。

さらに

食べるものの工夫をする

● かたいもの、弾力の強いものは避ける

● 小さめの一口大にしてやわらかく調理する

● ばらけやすいものはまとまりをよくする、など

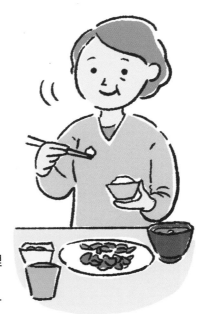

＊歯(義歯を含む)の不具合がある人や、噛む力が弱っている人は、特に注意を心がけましょう。

急いで食べ物を飲み込もうとしたり、一度に多量の食べ物を飲み込もうとしたりすると、窒息を起こす危険もあるので、くれぐれも注意しましょう。

第一は食べ方の工夫、次に形状の工夫

誤嚥を防ぐために必要な対策の第一は、食べ方や飲み方の工夫です。食べる機能の低下の状態が軽度なら、少しずつ口に入れてよく噛む、ゆっくり慎重に飲み込む、などの注意をすれば、誤嚥はかなり防ぐことができます。

しかし、食べ方の長年のくせを変えられない場合や、気をつけて食べても不安があるような場合は、飲食物の形状の工夫を考えます。

飲み物にはとろみをつけて速度の緩和を

噛む力が弱っていると、食べ物を不揃いな形状のままのどに送り込んで誤嚥や窒息を起こす危険もあるので、噛みやすいものを選び、噛みやすくする

「嚥下後誤嚥」対策
（飲み込む際のパワーが足りない）

要注意の食品

●おにぎり、すし、もちなど（粘りやべたつきがある）
●肉、こんにゃくなど（弾力が強い）
●そぼろ、チャーハンなど（口の中でまとめにくい）

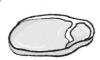

工夫例

●一口量の大きさを小さくする
●肉などは切り目を入れる
●なめらかな、つなぎとなる材料でまとめる

さらに

食べるときの工夫

固形のものとなめらかなものを交互に飲み込む（交互嚥下）

ごはんなど固形の食べ物と、とろみのあるなめらかな汁物やお茶などを交互にとると、のどに食べ物が残りにくくなります。これを交互嚥下といいます。ただし、よく噛まずにお茶で流し込むのは逆に危険です。固形物はまずよく噛んでから飲み込むようにしましょう。

＊具体的な調理手法や液体のとろみのつけ方などは、第2章（31ページ〜）をごらんください。

「嚥下前誤嚥」対策
（飲み込みのタイミングが合わない）

要注意の食品

●水、お茶などの液体（のどに入る速度が速い）
●くだもの、高野豆腐の煮物など（中の水分が飛び出しやすい）
●クッキー、せんべいなど（かけらがのどに入り込みやすい）

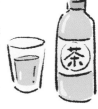

工夫例

●液体はとろみをつけてまとまりをよくし、のどに流れる速度を遅くする
●クッキーなどは一口大にし、水分とともに食べる

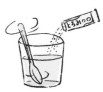

工夫をします。口の中で食べ物をまとめ、飲み込む段階に問題がある場合は、16ページの「嚥下前誤嚥」と「嚥下後誤嚥」の違いを踏まえて対策を考えます。

嚥下前誤嚥を起こしやすい食品は、水分などの液体です。液体を飲むとき、人は口の中でいったんとどめてからのどに送りますが、とどめる力が弱まったり嚥下反射のタイミングが悪かったりすると、気管にさっと流れ込んでしまいます。対策として液体にとろみをつけてまとまりをよくし、のどに流れ込む速度をゆるやかにします。

飲み込むパワーが足りないために起こる嚥下後誤嚥では、のどに食べ物が詰まらないよう、粘りけを減らす、一口量を少なくするなどの対策を考えます。また、固形物となめらかな飲み物を交互にとる、何度も「ごくん」とする、などの食べ方の工夫もあります。

もちやおにぎりのような粘りけのあるものや、弾力の強い肉やこんにゃくなどは、窒息の原因にもなりやすいので、注意が必要です。

フレイルにご用心！

フレイルのチェック項目（定義）
（Fried らの評価基準）

> この定義に３つ以上該当するとフレイル、
> ２つで予備群と診断されます

① 体重減少　　半年で２〜３kg以上
体重が減った

② 疲れやすい　　何をしてもすぐ
疲れて座り込む……

③ 活動度の減少　　体を動かすことを
定期的にしていない

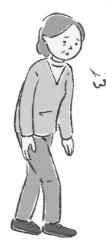

④ 歩く速度の低下

以前と比べ、または
同年代の人と比べて遅い

⑤ 筋力（握力など）の低下

ペットボトルのキャップ
などが開けづらくなった

低栄養の人は
誤嚥性肺炎のリスクが増

　若くて体力のある人は、誤嚥をしても肺炎になることはまずありません。高齢者が誤嚥性肺炎を起こしやすい理由の一つには、栄養状態が不良で体力や免疫力が低下していることが挙げられます。

　"フレイル" という言葉をご存知でしょうか。高齢になって心身の機能が低下した虚弱状態（上の定義参照）をいい、放置すると要介護になりやすいとされています。たんぱく質の摂取量が少ない人ほど筋肉量が減ってフレイルに陥りやすいことから、予防には、肉や魚、卵、牛乳、大豆などに多く含まれるたんぱく質をしっかりとることが推奨されています。また、たんぱく質を有効利用するためにはエネルギーを

市販の調理済み食品などを活用しよう！

食品棚

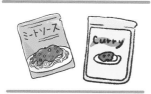

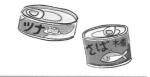

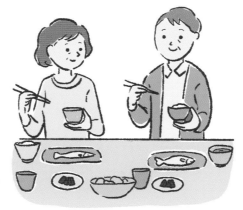

冷凍冷蔵庫

充分にとることも必要です。食べることにも多くの筋肉が使われています（8ページ）。食べる機能もフレイルの影響を受けやすいので、栄養を毎日心がけてとることが大事です。体に必要な栄養をとるためになにを食べたらよいかは、40ページをごらんください。

市販総菜も利用して食の幅を豊かに

とはいえ、摂食嚥下機能が落ちてくると、食べられるものの幅が狭まりやすくなります。また、高齢で1人暮らしや2人暮らしの人は、買い物や調理がめんどうになることや、体の不調でできない場合もあるでしょう。

そういうときは、市販の総菜や買いおきのできるレトルト食品、缶詰、冷凍食品などを活用するとよいでしょう。第4章では、市販総菜などを活用した、調理経験がほとんどない人でも作れる簡単料理もたくさんご紹介しています。

歯周病や虫歯を防ぐ

歯周病のチェックポイント ☑

- ☐ 歯みがきのときに歯茎から血が出る
- ☐ 歯肉が赤く腫れる、むずがゆさや痛みがある
- ☐ 起床時に口の中がねばつく
- ☐ かたいものが噛みにくい

> こんな症状が複数あるときは
> 歯科医をすぐ受診しましょう

- ☐ 歯が長くなったようにみえる
- ☐ 口臭が気になる
- ☐ 前歯が出っ歯になったり、歯と歯の間にすき間ができたりする

歯周病が進行すると……
◆歯と歯茎の境目に細菌が巣食い、歯肉が炎症を起こして腫れ、歯を支える土台の歯槽骨（しそうこつ）がとけて歯がぐらぐらに。

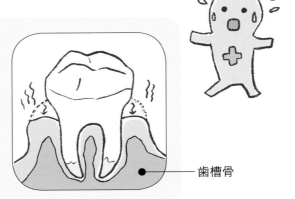

歯槽骨

歯周病菌は誤嚥性肺炎の原因に

口の中には300～500種、千億個単位もの細菌がすんでいますが、多くは病原性のない常在菌です。また、1日に1～1.5ℓ分泌されている唾液には抗菌成分が含まれ、菌の増殖を抑え、唾液の流れによって細菌や食べかすを洗い流してくれます。口腔粘膜には免疫機構も備わっています。しかし、口の中は常に温かく湿っていて、食べ物という栄養源も入ってくるため、清掃を怠るとすぐに細菌が増殖をはじめ、虫歯や歯周病を引き起こします。

特に警戒が必要なのは、歯周病です。歯と歯茎の間に細菌が侵入して歯肉が炎症を起こし、歯槽骨を破壊していきます。この歯周病を起こす細菌は、誤嚥性肺炎を引き起こす原因にもなるこ

歯みがきはここに気をつけて

歯垢がたまりやすい部分を特に念入りにみがきましょう

歯垢がたまりやすい部分

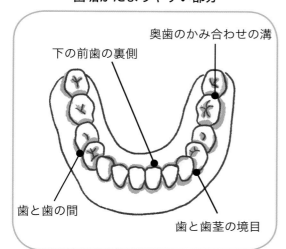

奥歯のかみ合わせの溝
下の前歯の裏側
歯と歯の間
歯と歯茎の境目

入れ歯の手入れ

入れ歯は必ず外してブラッシングをし、その後洗浄剤につけ、水洗いをします。

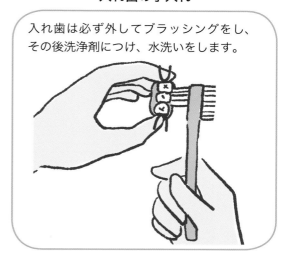

歯みがき剤はつけすぎに注意を。歯ブラシで歯肉を強くこすると歯肉を傷めるので注意。

洗口剤で口をすすぐだけでは、歯垢はとれない！

寝ている間は嚥下反射が低下して誤嚥しやすいので、寝る前に口の中の細菌を減らしておくことが大事！

歯周病や虫歯予防の基本は歯みがき

歯周病や虫歯の予防に最も大事なのは、歯みがきです。歯に付着した歯垢（バイオフィルム）は粘りがあり、歯ブラシでこすり落とさないと除去できません。歯の表面だけでなく、歯と歯の間、歯と歯茎の間も丁寧にみがきましょう。入れ歯も歯垢が付着するので、必ず外して歯ブラシでみがき、その後洗浄剤につけ、水洗いします。

歯みがきは毎食後に行うのが理想ですが、最低寝る前1回でもしっかりみがきましょう。就寝中は唾液の分泌が減って細菌が増殖しやすいので、歯みがきをせずに寝ると、口の中が細菌の巣窟になってしまいます。

とがわかっています。また、心筋梗塞や糖尿病の誘因ともなり、認知症との関連も指摘されています。歯周病が進むと免疫機能も低下します。気になる症状（右ページ上参照）があれば早めに歯科を受診しましょう。

歯科の定期検診で食べる機能を守る

高齢者の歯の本数と歯の健康状態

1．20本以上の歯のある人の割合

80歳で20本以上歯がある人は50％以上に！

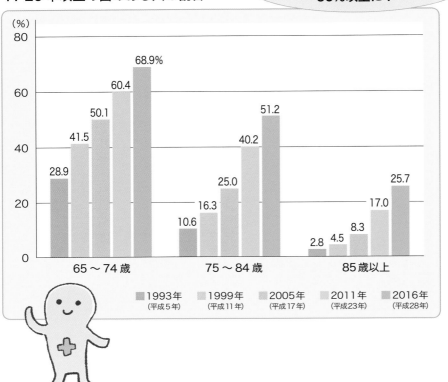

(%)

年	凡例
■ 1993年（平成5年）	
1999年（平成11年）	
2005年（平成17年）	
2011年（平成23年）	
2016年（平成28年）	

65〜74歳: 28.9 / 41.5 / 50.1 / 60.4 / 68.9%
75〜84歳: 10.6 / 16.3 / 25.0 / 40.2 / 51.2
85歳以上: 2.8 / 4.5 / 8.3 / 17.0 / 25.7

せっかく自分の歯を残したのに高齢になるとケアはしない？

食べ物をしっかり噛むためには、歯のメンテナンスも大事です。1988年に「80歳になっても20本以上の歯を保とう」という「8020（はちまるにいまる）運動」が提唱され、それ以来歯を多く保つ高齢者が増え、2016年には80歳で20本以上の歯を持つ人は、推計で50％を超えました。

それはすばらしいことですが、残念なことに虫歯や歯周病のある人は左ページのグラフのように増えています。また、歯科の年代別通院率は70代から急に減り、高齢になるとケアを充分に行わない人が増えているとの調査報告もあります。

歯科の定期検診で元気に長生き

歯の残存率は
高くなっても
虫歯や歯周病が増加

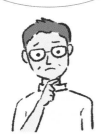

でも、ほとんどの
高齢者は虫歯持ち！

2. 虫歯のある人の割合

(%)

	65〜74歳	75〜84歳	85歳以上
1993年	76.9	54.5	39.4
1999年	83.7	65.2	41.8
2005年	88.5	68.7	58.3
2011年	91.9	84.1	65.1
2016年	95%	87.8	72.1

■1993年（平成5年）■1999年（平成11年）■2005年（平成17年）■2011年（平成23年）■2016年（平成28年）

3. 歯周病のある人の割合

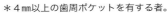

＊4mm以上の歯周ポケットを有する者。

怖い歯周病を患う
高齢者も
50％以上に！

(%)

	65〜74歳	75歳以上
1999年	45.5	28
2005年	48.9	36.5
2011年	46.5	44.9
2016年	57.5%	50.6

■1999年（平成11年）■2005年（平成17年）■2011年（平成23年）■2016年（平成28年）

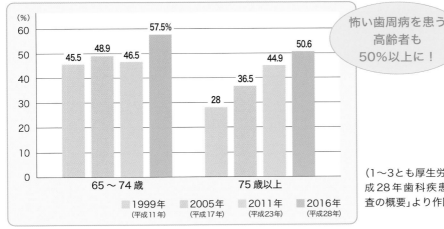

(1〜3とも厚生労働省「平成28年歯科疾患実態調査の概要」より作図)

70代以降になると、体力の低下や持病の増加などで歯科検診がおっくうになる人が多いと推測されますが、せっかく多くの歯を残しても、状態が悪いのでは逆に病気のリスクを高めてしまいます。特に22ページでお伝えしたように歯周病は警戒が必要です。

また、高齢になって口の中の不具合を放置すると、食べづらくなって食事の楽しみが減ってしまいます。すると食事も単調になって栄養不足になりやすいだけでなく、外食したり人と会ったりすることもおっくうになりがちです。そのような状態が続くと、次第に気力も体力も低下してしまい、誤嚥性肺炎を起こすリスクも高くなってしまいます。

歯や口は、日々の命を紡ぎ、生きる楽しみをもたらしてくれる偉大な「臓器」であり、元気で長生きの支柱となるものです。体力があるうちに歯の治療はきちんと受け、年1回は歯科の定期検診を受けることを、ぜひ習慣にしてください。

入れ歯の不具合、こんなときは？

**初めて入れた入れ歯。
食べると痛むのは仕方ない？**

痛みが何日も続くときは、入れ歯が合っていない可能性が高いので、歯科医で調整してもらいましょう。痛みをがまんして使い続けると歯茎に傷ができることもあり、また、食欲が落ちて栄養不足になってしまうおそれもあります。

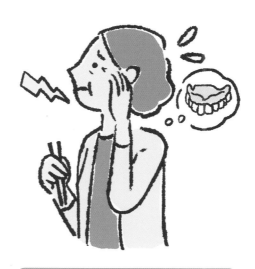

噛むときに力が入りにくい

歯茎の上に入れ歯が乗っている状態なので、力が思うように入らないことがあります。肉や根菜には切り目を入れてやわらかく調理してみましょう。噛むコツを覚えると食べやすくなります。

**近ごろ入れ歯が
合わなくなってきた**

あごや歯茎は加齢とともにやせてきます。入れ歯を作ったら作りっぱなしでなく、定期的に歯科医に診てもらいましょう。

入れ歯の限界を
知って使う

入れ歯には部分入れ歯と総入れ歯がありますが、入れ歯の歯の数が増えるほど不具合を感じる人は多いようです。抜歯によって食べ物のかたさなどを感知する歯根膜がなくなったり、入れ歯であごの部分がふさがれたりすることで、噛みにくさやまとめにくさ、味の変化などを感じやすくなるためとみられています。

こうした問題は、人工代替物である入れ歯の宿命ともいえるものです。やむを得ない面もありますが、使い慣れてくると違和感もなく、おいしく食べられるようになる人も多くいますので、辛抱強く慣らしていきましょう。

ただし、痛みが強い場合やはずれやすい場合などは、放置せずに歯科を受

食べようとすると
入れ歯がカタカタいう

顔がうつむきがちだと、入れ歯が浮いて音がすることがあります。
姿勢をよくして前を向いて食べてみましょう。

ごまやいちごの種が
歯のすき間に入って
飛び上がるほど痛い

下向きで食べていると、入れ歯と歯茎のすき間に小さい粒が入って痛むことがあります。姿勢をよくして食べてみて、改善しない場合は歯科医に診てもらいましょう。

入れ歯を作ったが、
いざ食べようと口を開けると
はずれやすい

大きな口を開けて前歯でものを噛むと、上の入れ歯が落ちたり下の入れ歯が浮き上がったりすることがあります。あまり大口を開けずになるべく奥の方の歯で噛むようにしてみましょう。使い慣れると、舌で入れ歯を押さえられるようになりますが、うまくいかないときは歯科医に相談しましょう。

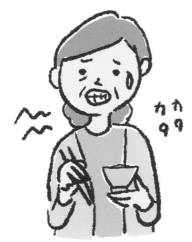

『絵で見てわかる　入れ歯のお悩み解決！』菊谷武・山田晴子著（女子栄養大学出版部）より

1日10分間でも
はめておく習慣を

入れ歯を作ったのに、合わないからとはめずに食べている人がよくいます。しかし、長くはめないでいると入れ歯が口に合わなくなり、食べられるものが減って食べる力も落ち、誤嚥もしやすくなります。はめている時間を少しずつ長くして、慣らしていきましょう。入院中などに外したままにしておくケースもよく見かけますが、毎日10分でもはめておくことをおすすめします。

入れ歯は、就寝中もはめておいてもかまいませんが、細菌の増殖を防ぐため、23ページのように、かならず外して歯ブラシできれいにみがいてから、はめることがたいせつです。

診してください。入れ歯安定剤は一時しのぎのものに過ぎません。不具合のまま食べていると、誤嚥のリスクも上がります。

食べるとき、飲むときに気をつけたい姿勢

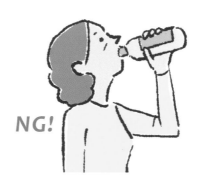

NG!

⭕ 食事のときは背筋を伸ばして軽くあごを引き、足を床につけましょう。

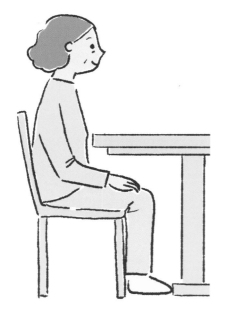

❌ あごを上げて飲むと気管に入りやすい。

❌ ペットボトルもラッパ飲みは危険。

❌ 背を丸めてうつむいて食べるのも窒息の心配が。

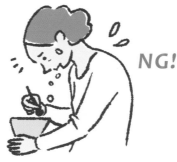

NG!

食事の姿勢に気をつけ、運動を心がける

姿勢や器の工夫で誤嚥を防ぐ

誤嚥を防ぐには食べるときの姿勢も大事です。あごが上がると飲み込む際に口の中に圧力をかけにくくなり、口の中と気管が直線的になって液体などが気管に入り込みやすくなります。背筋を伸ばしてあごを引きぎみにする姿勢（上図）が安全です。

缶飲料のように口の狭い容器はあごを上げる姿勢になりやすく、要注意です。ペットボトル飲料は容器の口を丸ごとくわえずに、下唇を端に当てて少しずつ飲むか、できれば口の広いカップに移して飲むと安心です。

背中を丸めて料理をかき込むのも、のどに詰まる心配があります。ラーメンなどは小鉢にとり分けて食べると、落ち着いて食べられます。

全身の運動も食べる筋肉の強化に有効！

姿勢をよくして早足歩き、スクワットなど手軽にできる運動もいろいろ。毎日続けることが大事です。

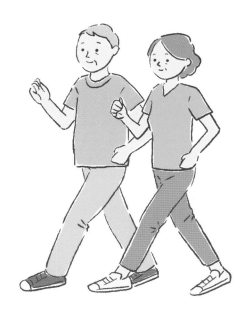

食事の前におすすめの体操

＊腕を伸ばし首を回して上半身のストレッチと深呼吸を。

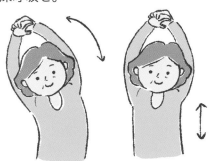

＊舌で唇の内側をぐるりと一周。反対回しと交互に。

＊口をイーッと横に広げたり、ウーッとすぼめたり、オーと広げたり、口を大きく開けてアイウエオの体操を。声を出すとなお効果的。

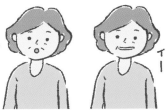

骨格筋量が増えると舌の筋肉量もアップ

誤嚥性肺炎にならないよう、食べる機能を保つには、栄養をとるとともに適度な運動をして体全体の筋肉量を維持することも重要です。全身の骨格筋量が増えると、舌の筋肉量も増え、口まわりの筋肉も強くなることが報告されています。体の機能は70代半ば頃から急に下がりやすいので、よく体を動かして筋肉の貯金をしておきたいものです。

歌をうたう、はっきり話す（電話で話すのも効果的）、音読など、声をしっかり出すことは、舌やのどなど食べる筋肉の訓練になり、脳の活性化も促します。ただし、誤嚥の心配がある人があえて硬い肉を食べたりするような「食べる筋トレ」は、危険を伴うのですすめられません。

上の体操や30ページのような体操は、食事前に行うと唾液の分泌もよくなります。

29

いつでもできる！嚥下おでこ体操

のどぼとけを上に上げる筋肉を鍛えることにより、のどを鍛える体操で、むせが気になってきた人におすすめです。食前に行うのも効果的。毎日続けてみましょう。

額に手を当てて抵抗を加えながら、同時におへそをのぞき込むように強く下を向くようにする動作を、ゆっくり5つ数える間に1回行います。これを5回繰り返します。

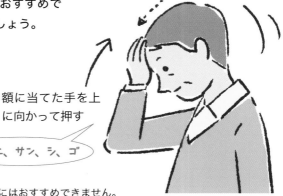

おへそをのぞき込むように頭を下げる

額に当てた手を上に向かって押す

イチ、ニ、サン、シ、ゴ

＊頸椎に支障がある人やマヒがある人、高血圧症の人にはおすすめできません。

筋肉量を自分で簡単チェック

高齢になると筋肉量は減りやすくなりますが、自覚症状がないため気づきにくいものです。「指輪っかテスト」で、自分の筋肉量が低下していないか、チェックしてみましょう。

指輪っかテスト

両手の親指と人差し指で輪を作り、利き足ではないほうのふくらはぎの一番太い部分を軽く囲んでみます。

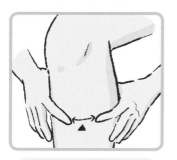

ふくらはぎを囲めない

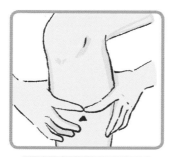

ちょうど囲める

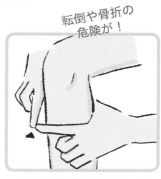

転倒や骨折の危険が！

すき間ができる

| 低い | ← | 筋肉量減少や筋力低下の危険度 | → | 高い |

＊「指輪っかテスト」は、東京大学高齢社会総合研究機構が実施した柏スタディをもとに考案されたテストです。

食事のアドバイス

誤嚥性肺炎の予防でまずたいせつなのは、食事の工夫です。

どんな食事が誤嚥につながる？

誤嚥を防ぐための具体的な調理のコツは？

栄養をしっかりとるにはどうすればよい？

毎日の食事作りや食べ方で、気をつけたいポイントをご紹介します。

第2章

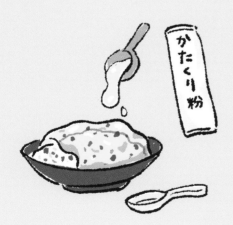

特に誤嚥に気をつけたい料理、工夫のポイント

ここでは、特に誤嚥に気をつけたい料理を例に、どういう工夫が必要かをお伝えします。

食べ方の対策で対応しきれない場合は、食事の形態・調理の対策を講じましょう。

＊入れ歯が合わない人は誤嚥しやすい傾向にあるので特に注意を心がけましょう。

汁めん、汁物など／液体の中に固形物が入ったもの

めんや具といっしょに汁をすすり込むと、水分が先にのどを通過してむせたり、誤嚥したりしやすい。このように形のあるものと液体が混ざった料理は要注意。

食べ方対策

◆めんは勢いよくすすり込まないようにする。できれば小鉢にとり分け、ちりれんげにのせて少しずつゆっくりと食べる。

形態・調理対策

◆めんは5～10cm長さに切る。
◆めんの汁にとろみをつける。
⇒82ページ
◆卵とじやあんかけにする。
◆つけめん（ざるそばやそうめんなど）は温泉卵、とろろ芋、めかぶ、ひきわり納豆などをからめてまとまりをよくする。⇒83ページ
◆汁物は具と汁を別々に食べる。芋など具でつぶせるものはつぶして食べる。汁にとろみをつける。

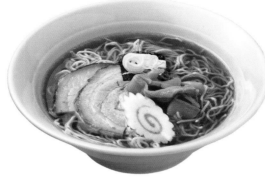

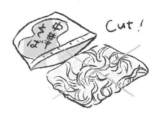

チャーハン、肉そぼろなど／パラパラ、ボソボソするもの

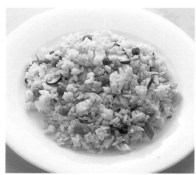

口の中でまとまりにくいため、かけらを誤嚥しやすい。

食べ方対策

◆少しずつ口に入れ、唾液とよく混ぜ合わせて噛んでから飲み込む。

形態・調理対策

◆チャーハンはやわらかいごはんでしっとりとした状態に仕上げる。
◆刻んだオクラやとろろ芋、ひきわり納豆など粘りのある材料を混ぜてまとまりをよくする。⇒96ページ
◆でき上がりに温泉卵や半熟卵をからめる。⇒53ページ
◆でき上がりにとろみのあるあんをかける。⇒78ページ

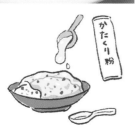

おにぎり、にぎりずし、もちなど／もっちり粘りのあるもの

飲み込むパワーが弱っているとのどに詰まりやすい。

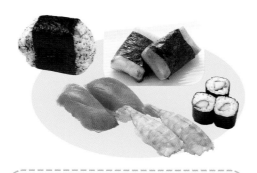

ここにも注意！

にぎりずしはネタも丸ごと口に入れることが多いので、特に窒息に要注意です。パック詰めのにぎりずしはすし飯が冷えてかたく締まっていることがある点にもご用心。

食べ方対策

◆少量ずつ口に入れ（握りずしなら2つ3つに切る）、唾液とよく混ぜ合わせて噛み、ゆっくりと飲み込む。

形態・調理対策

◆おにぎりは、やわらかめに炊いたごはんをふんわりと軽く握る。
◆すし飯もやわらかめのごはんで作り、ちらしずしにする。すし飯を冷やしすぎない。具はなるべくやわらかいものを選ぶ。⇒80ページ
◆手巻きずしは、のりを6つ切り程度に小さくし、すし飯とやわらかい具を少しずつのせる。のりに切り込みを入れるとより食べやすい。
◆もちは粘りの少ない介護用のものにする。⇒81ページ

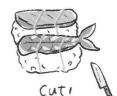

CUT!

イカ、タコ、こんにゃく、かまぼこなど／弾力の強いもの

噛んでもやわらかくならず、まとまりにくく、誤嚥や窒息の要因に。

食べ方・形態・調理対策

◆両面から細かく切り目を入れ、薄く小さめに切り、よく噛んで食べる。
◆タコはよく煮込む。⇒61ページ

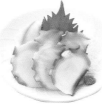

団子、冷凍里芋、大粒ぶどう、ミニトマトなど／球形のもの

のどに詰まりやすい。

形態対策

◆小さく切る。丸いあめ玉は避ける。

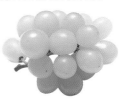

こんな食品や料理にも気をつけて

◎ナッツ、ビスケット、せんべいなど
（かけらを誤嚥しやすい）
◎きな粉、粉薬など　（むせやすい）
◎セロリ、ごぼうなど
（歯が弱いと噛みにくく、噛んだあとまとまりにくく、飲み込みづらい）

◎焼き芋、かたゆで卵など
（口の中の水分を奪われてのどに詰まりやすい）
◎わかめ、焼きのり
（のどの奥に貼りつくと窒息や誤嚥の一因に）
◎酢の物など酸味の強いもの、とうがらしなど辛味の強いもの（むせやすい）

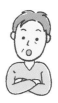

食材別の選び方と調理の工夫

「この頃、肉を噛むのがめんどうになった……」。噛む力や飲み込む力が落ちてくると、今まで平気で食べていたものを食べにくく感じるようになり、無理をして食べているとき誤嚥のリスクが高くなります。

また、食べにくいものを避けるようになると栄養不足になる心配もあります。

そこで、食べる力が少し弱ってきた場合に注意したい点や調理の工夫を、食材別にまとめました。

肉

- 豚肉や牛肉は、脂が適度に混ざったロースや肩ロースの薄切りがやわらかい。
- 厚みのある肉は筋（脂身と赤身の境）を切り、表面に細かく切り目を入れるか、軽くたたく。

筋

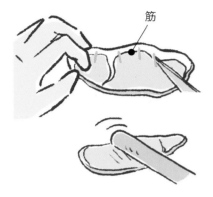

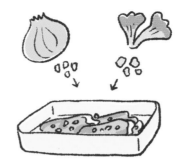

- かたい肉は、たんぱく質分解酵素を含むまいたけや玉ねぎと合わせたり、酒や油やしょうゆなどに浸しておくと肉質が少しやわらかくなる。
- 鶏肉は一口大のそぎ切りにすると食べやすい。

魚介

- 魚は全般に、塩焼きより煮たり蒸したりするほうが身がしっとりし、骨離れもよくなる。
- 多めの油でソテーしてあんやソースをかけるとのどを通りやすくなる。
- イカやタコを生で食べる場合は薄く切り、切り目を入れる。加熱する場合、タコは30分以上煮込むとやわらかくなる。イカは長く加熱するとかたくなるのでさっと加熱する程度にする。
- サケなどの切り身魚は塩麹に漬けてから加熱するとしっとりする。
- 干物は身をほぐしておろし大根やマヨネーズなどであえると食べやすい。シシャモはマリネや南蛮漬けにするのも一案。

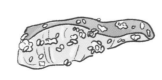

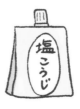

塩こうじ

卵

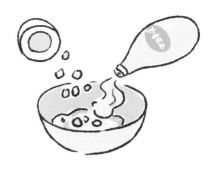

- かたゆで卵（うずら卵を含む）は、白身は口の中でばらけやすく、黄身はパサパサして飲み込みにくい。合わせて刻んでマヨネーズやドレッシングと混ぜると食べやすく、あえ衣にもなる。
- 生卵や温泉卵は、パラパラしやすいもののつなぎやまとめ材料として活用できる。

 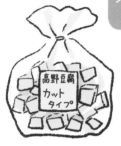

大豆 大豆製品 豆

- 大豆は煮ても煮くずれず、粒の形が残っている点に注意する。こんぶや芋といっしょに煮たり、卵でとじたりすると食べやすい。
- 高野豆腐やがんもどきの煮物は噛んだときに煮汁が飛び出して誤嚥することがある。小さく切るか、煮汁にとろみをつけるとよい。
- きな粉はむせたりのどに貼りついたりしやすい。水分と交互に食べる。
- いんげん豆や金時豆、小豆などはよく煮るとでんぷんが煮崩れて食べやすい。

野菜

- 全般に古いものは筋や繊維がかたくなるので、新鮮なものを使う。
- 青菜やブロッコリーは先の部分がやわらかい。
- ねぎ、青菜の軸の部分など葉脈や繊維が強いものは、それを断ち切るように切り、よく火を通す。
- ごぼうなどの根菜は、繊維をたたくか細かく切り目を入れ、小さめに切って下ゆでし、よく煮る。または、ささがきにしていため煮や汁の具に。
- トマトの皮は噛みにくく、のどに残りやすい。調理前にむくか、加熱する場合は加熱後に除いてもよい。
- ミニトマトは窒息防止のため、半分に切る。
- 大根やかぶ、さつま芋などは皮の下に繊維の束の部分があるので、皮を厚めにむくとよい。
- ぬか漬けなどの漬け物は細かく両面から切り目を入れ、薄く切る。
- しいたけは笠に切り目を入れる。エリンギは軸に強い繊維が縦に入って入るので、繊維に直角に細かく切り目を入れ、食べやすい長さに切る。えのきたけは長さを半分に切る。

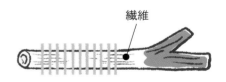
繊維

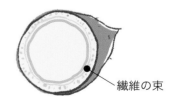
繊維の束

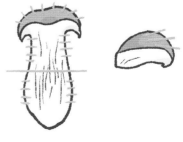

海藻

- わかめや焼きのりはのどに貼りつかないよう小さく切り、焼きのりはごはんなどに混ぜ込んで食べる。
- もずくの酢の物は酸味が強いとむせやすいので、だしを加えるなどして酸味を抑える。
- ひじきは口の中でばらけやすいので、芋とともに煮たり、白あえ衣やマヨネーズやクリームチーズでまとまりをつける。

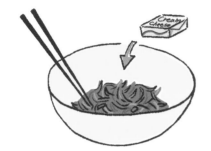

芋

- ほくほくしたさつま芋はむせや窒息を起こしやすいので、少しずつ水分とともに食べる。
- 煮てつぶした芋や長芋のすりおろしは、口の中でまとまりにくいものをまとめるのに役立つ。
- こんにゃくは細かく切り目を入れ、薄めに切ると噛みやすい。
- 芋を煮る場合、煮汁を多めに残し、からめて食べるとむせにくい。

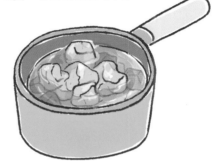

パン

- 一口量を少なめにし、よく噛んで、飲み物と交互に食べる。
- トーストは耳を除いて軽めに焼き、バターやジャムなどをつけてしっとりさせる。
- フレンチトーストやパンがゆにする。

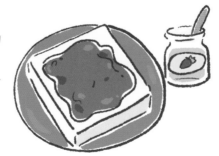

めん については 32 ページ

ごはん類 については 33 ページ・37 ページ

くだもの については 88 ページ

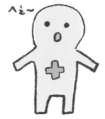

ごはん

ごはんでむせたり噛みにくさを感じたりするときは、
やわらかめのごはん（軟飯）にするとよいでしょう。
軟飯でも食べにくいときはおかゆにしましょう。

◎やわらかめのごはん（軟飯）の作り方

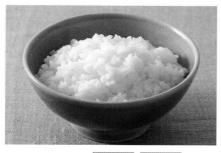

材料（約3食分）
　米1合（150g）
　水1・1/2カップ（300mL）

作り方　炊飯器で普通に炊く。

★ごはんから作る方法
ごはんに水適量を加えて弱火でぽってりとするまで煮る。

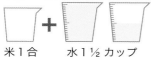

米1合　　水1½カップ

●おかゆ（全がゆ）の作り方

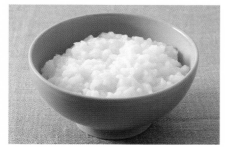

★ごはんからなべで作る方法
ごはん300g（茶碗約2杯）に水3カップを加え、中火にかけ、沸騰後弱火で約15分煮、ふたをして火を止めて約10分蒸らす。

★ごはんから電子レンジで作る方法（1人分）
耐熱容器にごはん75g（茶碗1/2杯）と湯1カップを加え、ラップなしで電子レンジ（600W）で約5分加熱し、ラップをかけて10分蒸らす。

★ごはんからスープジャーで作る方法（1人分）
スープジャーにごはん75g（茶碗1/2杯）と湯1カップを入れ、ふたをして約2時間おく。

※軟飯もおかゆも1食分ずつラップに包んで冷凍しておくと便利。使うときは電子レンジで加熱解凍を。

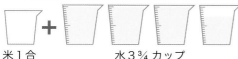

米1合　　　　水3¾カップ

材料（約4食分）
　米1合（150g）
　水3・3/4カップ（750mL）

作り方　炊飯器のおかゆ機能で炊く。

おかゆについての注意

　水分の多いおかゆは、先にのどに流れ込んだ水分で誤嚥するおそれがあります。市販のレトルトがゆは水分の多いものが主流です。水分が多い場合は、とろみ調整食品を少し加えると、誤嚥を防ぎ食べやすくなります。

　また、水分の多いおかゆほど栄養量が少なく、充分なエネルギーを摂取できない点にも注意が必要です。

とろみをじょうずにつけて誤嚥防止

さらさらした液体は、口の中でとどめる力や嚥下反射機能が低下すると、のどから気管へとさっと入り込んでしまいやすく、誤嚥の危険が最も高いものです。

とろみをつけて流れる速度を遅くすると、誤嚥しにくくなります。

飲み物の誤嚥防止に覚えておきたい
とろみ調整食品の使い方

とろみ調整食品は、冷たい水でも温かい汁物でもふり入れて混ぜるだけでとろみをつけられる便利な粉末食品です。ただし、使いすぎるとのどに詰まる危険もあるので、適切な使い方を覚えておきましょう。

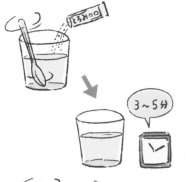

1 とろみをつけたい液体の量を測り、とろみ調整食品を、製品に記載の必要量*1)加え、すぐに30秒ほど手早くよくかき混ぜます。

2 3〜5分おき*2)、再度よく混ぜ（2度混ぜ法）、とろみの状態を確認します。

＊1)製品により使用量が異なるので、使用法に従ってください。

＊2)混ぜてから何分おくかは、製品の使用法も参考にしてください。牛乳やジュース、汁物などは、とろみがつくまでの時間が水やお茶より長くかかります（105ページ参照）。

とろみの状態

初めてとろみをつけるときは、下図の「中間のとろみ」程度にして、むせが減るかどうか試し、様子を見ましょう。適切なとろみの状態は人それぞれの症状によって異なります。できれば摂食嚥下障害について医療機関を受診し、指導を受けるとよいでしょう。

薄いとろみ
スプーンを傾けると、すっと流れ落ちる。

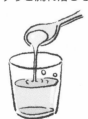

中間のとろみ
スプーンを傾けると、とろとろと流れる。

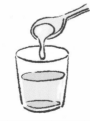

濃いとろみ
スプーンを傾けても形状がある程度保たれ、流れにくい。

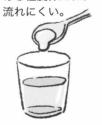

★製品の選び方
とろみ調整食品には多くの種類があり、製品によってとろみのつき方が異なります。できれば医師や歯科医師、管理栄養士などに相談して選びましょう。

とろみ調整食品、ここに気をつけて

● 液体にとろみ調整食品を混ぜてからとろみの状態が安定するまでには、水やお茶で3〜5分かかります（牛乳やジュース、汁物などはより時間が長くかかります⇒105ページ参照）。その時間を見計らって作りましょう。

● とろみがつく速さは液体の温度によって変わり、熱いものより冷たいもののほうが時間がかかります。

● とろみをつけた液体にとろみ調整食品を足すとダマになりやすく、のどに詰まる危険があります。とろみを強くしたいときは作り直しをします。

● とろみ調整食品を入れすぎると、もったりとしすぎてのどに詰まる危険があります。量は正確に測りましょう。

料理の誤嚥防止と栄養補給にも役立つ

とろみやまとまりをつけるのに役立つ食材

誤嚥を防ぐには、食べ物が口の中でまとまりやすいよう、また、まとまりのある食べ物がのどをスムーズに通過しやすいようにすることが大切です。その助けとなる食材をいろいろ活用しましょう。味わいも豊かになり、栄養も充実します。

山芋（長芋など）
（すりおろし）
各種の芋やかぼちゃ
（煮てつぶしたもの）

オクラ、モロヘイヤ
（ゆでてたたいて粘りを出す）
めかぶ・なめたけ

豆腐
（水けをきってつぶし
マヨネーズなどと混ぜ、
白あえ衣に）

生卵、温泉卵、半熟卵

クリームチーズ
生クリーム

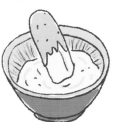

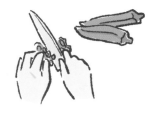

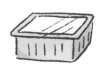

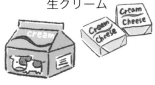

かたくり粉のあん

マヨネーズ
とろみのあるドレッシング

油、バター

シチューやカレーのルー
レトルト食品
（パスタソースやあん状のもの）

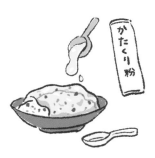

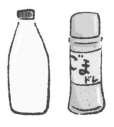

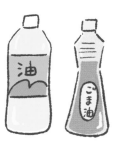

栄養をバランスよくしっかりとるには

10ページでもお伝えしたように、低栄養の状態が続くと、筋肉量が減って筋力が低下し、食べる機能も全身の機能も衰えて、誤嚥性肺炎を起こすリスクが高くなってしまいます。高齢になるほど毎日の食事は重要です。簡単でも栄養豊かな食事を心がけましょう。

「食べたものチェック」で栄養確認

体の栄養状態を良好に保つには、毎日いろいろな食品を食べることが大事です。下の表で食べたものをチェックしてみましょう。1日7点以上を目標にすると、次第に栄養バランスが整ってきます。

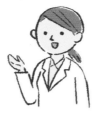

「さあ にぎやか(に)いただく」*表で、栄養チェック

その日に食べたものに〇をつけてください。少しでも料理の中に入っていればOKです。1つの食品群を1点と数え、たんぱく質を多く含む食品を忘れずに、1日7点以上を目指しましょう。

> たんぱく質豊富な
> 肉、魚、卵、大豆製品、牛乳・乳製品を
> 心がけてとりましょう！

> 1日7点以上を
> 目標に！

日付	さ さかな	あ あぶら	に にく	ぎ 牛乳・乳製品	や やさい	か 海藻	に いも	い たまご	た 大豆製品	だ くだもの	く	〇の数（点）
例	〇	〇	〇	〇	〇	〇		〇		〇		7点
1日目 /												点
2日目 /												点
3日目 /												点
4日目 /												点
5日目 /												点
6日目 /												点
7日目 /												点

＊「さあにぎやか(に)いただく」は、東京都健康長寿医療センター研究所が開発した食品摂取多様性スコアを構成する10の食品群の頭文字をとって、「ロコモチャレンジ！推進協議会」が考案した合言葉です。1日7点以上という指標は、同研究所の健康長寿ガイドライン策定委員会によるものです。

※42ページに「さあにぎやか(に)いただく」表を大きく紹介しています。
　コピーしてお使いください。

朝・昼・夕の食事で バランス満点

毎日10の食品をとるには、朝、昼、夕、間食でなるべく異なる食材を使うことがコツです。下の献立を参考に、市販品もうまく使って手軽に栄養豊かな食卓を整えましょう。

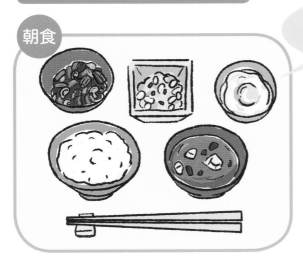

朝食

卵や大豆製品は
朝食にとる
と決めておいても。

めん料理には
肉などたんぱく質の多い食材を
組み合わせることを習慣に。

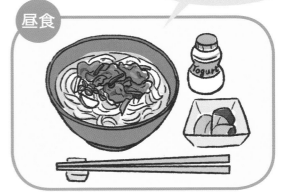

昼食

● 温泉卵 ➡53 ページ。市販品でも。
● 納豆
● ほうれん草のなめたけあえ ➡75 ページ
● じゃが芋と小ねぎのみそ汁
● ごはん

● 肉うどん ➡冷蔵庫にある肉や野菜を具にして。
● かぼちゃの煮物 ➡市販品でも。
● ヨーグルトドリンク

夕食

不足しがちな乳製品や
くだものは
間食やデザートで。

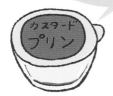

● カスタードプリン

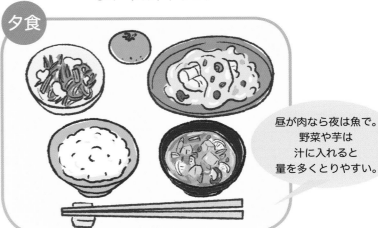

昼が肉なら夜は魚で。
野菜や芋は
汁に入れると
量を多くとりやすい。

献立の栄養価

	エネルギー	たんぱく質	食塩相当量
朝食	472kcal	19.1g	2.5g
昼食	521kcal	21.7g	3.5g
間食	113kcal	5.0g	0.2g
夕食	601kcal	28.6g	2.7g
合計	1707kcal	74.4g	8.9g

● タラのレンジおろし煮 ➡56 ページ
● ひじきのクリームチーズあえ
　　➡99 ページ　ひじきは市販の煮物なら手軽。
● けんちん汁
　　➡大根やにんじんなどの根菜、里芋、豆腐など
　　具だくさんに。冷凍の根菜ミックスを使っても。
● ごはん
● くだもの

（コピーしてお使いください。）

さあにぎやかにいただく

日付	さかな	あぶら	にく	牛乳・乳製品	やさい	海藻	いも	たまご	大豆製品	くだもの	○の数（点）
例		○	○		○	○		○	○	○	7点
1日目 ／											点
2日目 ／											点
3日目 ／											点
4日目 ／											点
5日目 ／											点
6日目 ／											点
7日目 ／											点

「さあにぎやかにいただく」は、東京都健康長寿医療センター研究所が開発した食品摂取多様性スコアを構成する10の食品群の頭文字をとったもので、ロコモチャレンジ！推進協議会が考案した合言葉です。

なお、このチェックシートは、東京都健康長寿医療センターとILSI Japanの共同研究の成果物を基に作成されました。

第3章

誤嚥しにくい
栄養充実レシピ

誤嚥性肺炎予防のためになにより大切なのは、

毎日の食事を、誤嚥しないように食べて、栄養を充分にとることです。

噛みやすく、飲み込みやすいように工夫をした、

栄養豊かな料理をご紹介します。

高齢のかたでも作りやすい、手軽な料理も満載です。

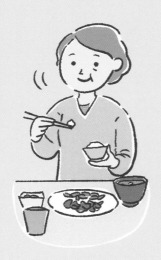

★ここで紹介している料理は、食べる機能（摂食嚥下機能）の低下がまだ軽い、初期の人を対象としています。12〜13ページで気になる症状が複数ある場合は、専門医に診てもらい、どのような食事の形態が適切か、指導を受けてください。

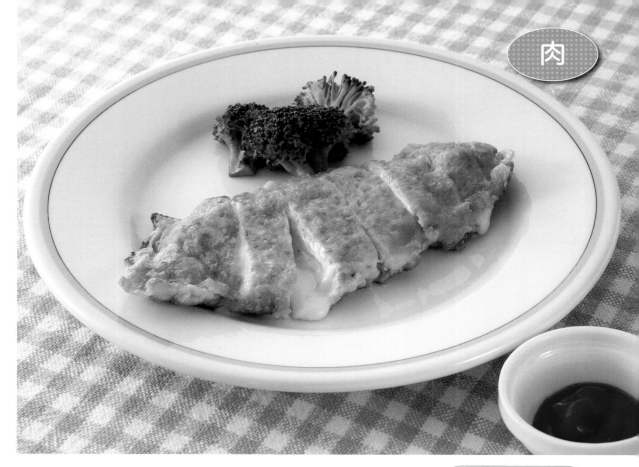

ミルフィーユピカタ

厚めの肉が食べたいけれど噛みにくいという人に。

1人分	エネルギー	367kcal
	たんぱく質	23.9g
	食塩相当量	1.4g

材料(2人分)

豚ロース薄切り肉 ··· 150g(4枚又は6枚)
スライスチーズ ············· 2枚
塩・こしょう・小麦粉 ··· 各少量
卵 ······················ 1個
粉チーズ ············ 小さじ1
塩 ······················· 少量
オリーブ油またはサラダ油··· 小さじ2
ブロッコリー(生または冷凍)
　(ゆでて小さく切る)······· 2房
トマトケチャップ(好みで) ··· 大さじ1

作り方

1 豚肉はラップの上に1枚ずつ広げ、脂肪と赤身の間の筋を切り、塩、こしょうをふる。

2 肉2枚を広げ、それぞれの上にチーズ1枚をちぎってのせ、もう1枚の肉を重ねる(肉が6枚ならチーズを半量ずつにして肉と交互に重ねる)。小麦粉をまぶす。

3 卵をといて粉チーズと塩を加えて混ぜる。

4 フライパンに油を熱し、2の全体に3の卵液をからめて入れ、焦がさないように弱めの中火でじっくり焼き、薄く色づいたら裏返して同様に焼く。わきにブロッコリーを入れて焼いてもよい。

5 食べやすく切って器に盛り、ブロッコリーを添え、好みでケチャップを添える。

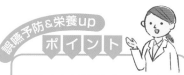

誤嚥予防&栄養up
ポイント

筋切りをした薄切り肉の間にチーズをはさむと、しっとりした食感に。たんぱく質やビタミンB₁、骨の健康に大事なカルシウムも充実の一皿です。

44

学びの特長

通信教育で資格を取得

一般講座を修了すると「食生活指導士」が取得可能です。さらに「生涯学習インストラクター」も取得可能です。

「健康管理と料理の実践力」
＋αの資格取得が可能

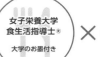

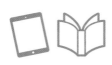

大学が実施する社会通信教育

健学の精神「食により人間の健康の維持、改善を図る」の下、開講以来半世紀続いている講座です。修了生は4万人を超えています。

ベテランの講師陣

テキストは女子栄養大学の教授をはじめ専門家が執筆、公開講座などで直接指導もあります。

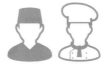

きめ細やかな添削

経験豊富な講師陣によるきめの細かい添削指導が手元に届きます。明日への学習意欲は、赤ペン指導から。

スクーリング

通信教育だけでは物足りない、そんなあなたの希望を叶えるのがスクーリング。基礎重点コース／家庭料理コースで学びを実践。また夏期スクーリングで食の最新情報を取得できます。全国10か所で開講される学習会への参加も可能です。

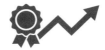

修了後のスキルアップ

修了後もスクーリングや講習会に参加できます。機関紙「たのしい食事」も購読できます。

文部科学省認定社会通信教育

いつでも どこでも だれでも 学べる

女子栄養大学

栄養と料理

講座

受講案内

資格も取得できる
文部科学省認定の安心講座

文部科学省認定社会通信教育「栄養と料理講座」は、望ましい食生活を実践し、それによって健康で楽しい人生を過ごすことを目的としています。4つのコースからあなたのニーズにあったコースをお選びください。初めての方は「一般講座（基礎コース）」から学習を始めましょう。バランスのよい食事作りの基礎をしっかりと身につけることができます。

女子栄養大学生涯学習センター

肉

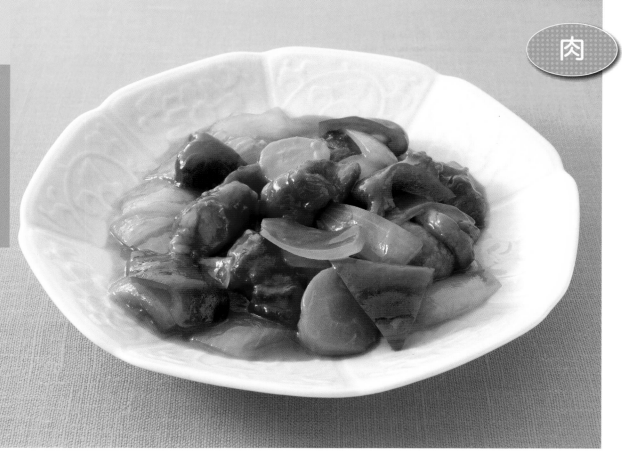

ロール肉の酢豚

やわらかいのに、角切り肉に負けないおいしさ。

1人分	エネルギー	325kcal
	たんぱく質	14.8g
	食塩相当量	2.1g

材料(2人分)

豚ロース薄切り肉	150g
しょうゆ・酒	各小さじ1/2
かたくり粉	大さじ1
玉ねぎ	1/2個
にんじん	1/3本
ピーマン	大1個
おろしにんにく	少量
サラダ油	小さじ1〜2

A
水	1/2カップ
顆粒鶏がらだし	小さじ1/4
トマトケチャップ	大さじ2
砂糖	大さじ1・1/2
酢	大さじ1
酒	大さじ1
しょうゆ	小さじ2

かたくり粉(倍量の水でとく) … 小さじ1/3

作り方

1 豚肉は長さを半分に切り、しょうゆと酒をからめ、1切れずつ縦長に広げて端からロール状に巻き、かたくり粉をまぶす。

2 玉ねぎは横半分に切ってから2cm幅に切る。にんじんとピーマンは乱切りにし、にんじんはやわらかくゆでる。

3 Aを合わせておく。

4 フライパンに油少量を熱して1の肉を入れ、全体を転がしながら焼く。中まで火が通ったらとり出し、斜め半分ずつに切る。

5 フライパンの汚れをキッチンペーパーでふき、残りの油とにんにくを入れて熱し、香りが立ったら2を加えていためる。Aを加え、煮立ったら4の肉を加えて混ぜる。水どきかたくり粉を回しかけて手早く混ぜ、とろみがついてつやが出たら火を消す。

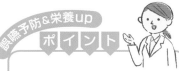

誤嚥予防&栄養up
ポイント

薄切り肉をくるっと巻いて焼くと、見た目は角切り肉のようですが、サクッと噛みやすくなります。とろみのある甘酢あんで野菜も食べやすくなります。

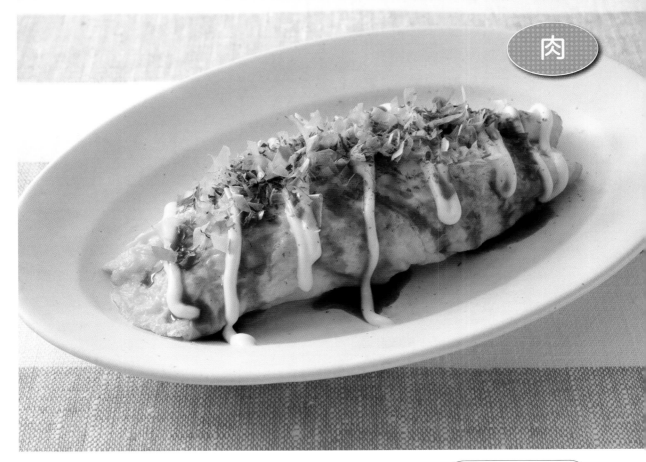

とんぺい焼き

関西名物の鉄板焼きの一品。身近な材料で手軽に作れて食べやすい。

	エネルギー 336kcal
1人分	たんぱく質　13.9g
	食塩相当量　1.4g

材料（1人分）

豚ばら肉またはこま切れ肉 ･･･40g
キャベツ（せん切り・市販品でも）･･･50g
塩・こしょう ･･････････････各少量
卵 ････････････････････････1個
塩 ･･･････････････････････少量
サラダ油 ･･････････････････少量
A〔マヨネーズ・お好み焼き用ソース・
　削りガツオ・青のり ･････各適量〕

＊作りやすい1人分の分量です。

作り方

1 豚肉はせん切りにして塩、こしょうをふる。

2 耐熱皿にキャベツと豚肉を混ぜて広げ、ラップをかけて電子レンジ（600W）で約2分、肉に火が通るまで加熱する。

3 ボールに卵を割りほぐして塩を混ぜる。

4 フライパンに油を中火で熱し、卵液を流し入れてざっとかき混ぜ、下が少しかたまったら中央に2をこんもりとのせる。両側の卵をかぶせて形を整え、合わせ目を下にして器に盛り、Aをかける。

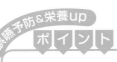

誤嚥予防＆栄養up ポイント

豚肉とキャベツを合わせて電子レンジ加熱するとしっとりします。卵で包み焼きにするとまろやかなうま味が加わり、栄養も豊かな一皿に！

46

肉

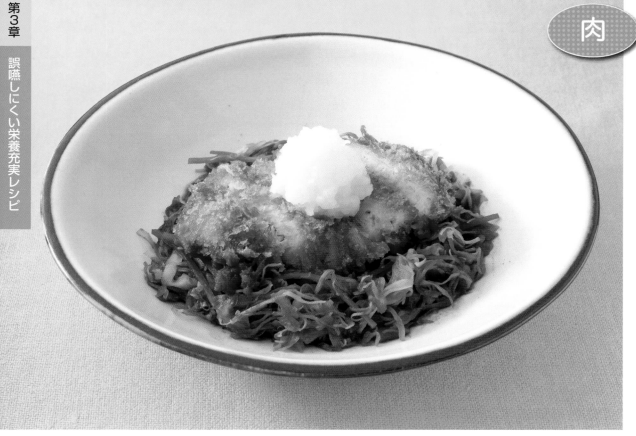

みそ煮込み豚カツ

市販のカツをしっとりと食べやすく。丼にしても。

1人分	エネルギー 216kcal
	たんぱく質 12.8g
	食塩相当量 1.6g

材料(2人分)

ヒレカツ(市販品) ・・・・・・・・・・・2枚
キャベツ(せん切り・市販品でも) ・・・100g
にんじん ・・・・・・・・・・・・・・・ 1/4本
おろし大根 ・・・・・・・・・・ 大さじ2
A ┌ だし ・・・・・・・・・・・・・1/2カップ
　│ みそ(あれば赤みそ) ・・・ 大さじ1
　│ 酒 ・・・・・・・・・・・・・・・ 大さじ1
　└ 砂糖 ・・・・・・・・・・・・・・ 小さじ1/2

作り方

1 ヒレカツは一口大のそぎ切りに、にんじんはせん切りにする。
2 なべにAを入れて煮立て、にんじんとキャベツを入れて煮、にんじんがやわらかくなったらカツをずらして並べ、さっと煮る。
3 器に盛り、おろし大根をのせる。

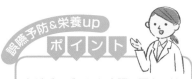

誤嚥予防&栄養up
ポイント

衣がバリバリした市販の豚カツは、さっと煮ると肉も衣も食べやすくなります。おろし大根のかわりに温泉卵をのせても合いますよ。

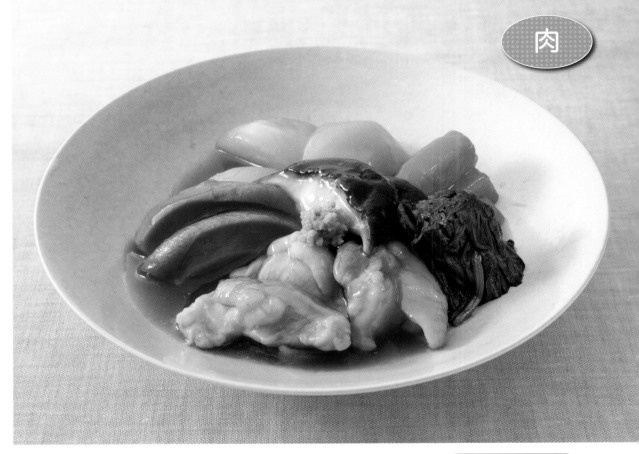

鶏肉の治部煮

やさしいとろみに身も心も温まる。

1人分	エネルギー 234kcal
	たんぱく質 　14.2g
	食塩相当量 　1.6g

材料(2人分)

鶏もも肉 ・・・・・・・・・・・・・・・・・・・・120g
かたくり粉 ・・・・・・・・・・・・・・・・・・少量
車麩(水でもどす) ・・・・・・・・・・1枚
かぶ ・・・・・・・・・・・・・・・・・・・・・・2個
にんじん ・・・・・・・・・・・・・・・・・・1/3本
生しいたけ ・・・・・・・・・・・・・・・・2枚
ほうれん草 ・・・・・・・・・・・・・・・・4株
A ┌ だし ・・・・・・・・・・1・1/2カップ
　│ しょうゆ ・・・・・・大さじ1・1/2
　│ みりん ・・・・・・・大さじ1・1/2
　│ 酒 ・・・・・・・・・・・大さじ1・1/2
　└ 砂糖 ・・・・・・・・・・・・・・大さじ1
わさび ・・・・・・・・・・・・・・・・・・・・少量

作り方

1 鶏肉は一口大の薄いそぎ切りにする。車麩は水けを絞って4等分に切る。

2 かぶは皮を厚めにむいて4つ割りにする。にんじんは一口大に切り、やわらかくゆでる。しいたけは軸を除き、笠に切り目を入れ、半分に切る。

3 ほうれん草は熱湯でゆでて水にとり、水けを絞り、2〜3cm長さに切る。

4 なべにAを入れて煮立て、2を入れて弱めの中火でやわらかくなるまで煮る。

5 鶏肉にかたくり粉をつけて余分な粉は落とし、4の煮汁に入れ、麩も加えてさらに肉に火が通るまで数分煮る。

6 器に盛り、ほうれん草を添えて煮汁をかけ、わさびをのせる。

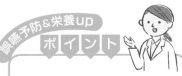

誤嚥予防&栄養up
ポイント

鶏肉はそぎ切りにしてかたくり粉をまぶして煮ると口当たりがよくなり、汁にもとろみがついて飲み込みやすくなります。ビタミン豊富な野菜もとれて、おなかも満足の主菜です。

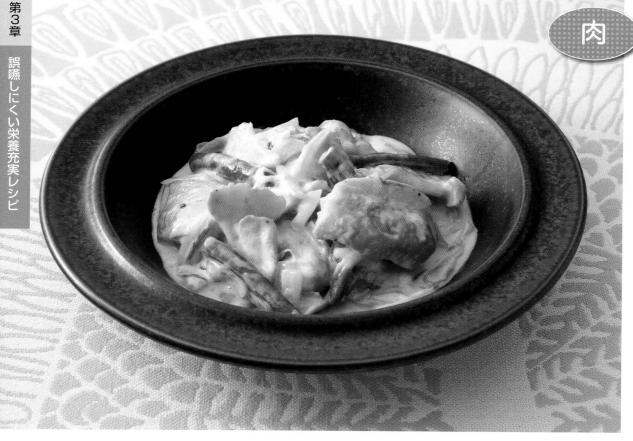

肉

チキンフリカッセ

まいたけと生クリームに包まれた鶏肉がまろやかリッチ。

1人分	エネルギー	468kcal
	たんぱく質	16.1g
	食塩相当量	1.1g

材料(2人分)

鶏もも肉 ・・・・・・・・・・・・・・・・・・160g
塩・こしょう ・・・・・・・・・・・・・・各少量
まいたけ ・・・・・・・・・・・・・・・ 1パック
玉ねぎ ・・・・・・・・・・・・・・・・・・ 1/2個
にんにく ・・・・・・・・・・・・・・・・ 少量
バター ・・・・・・・・・・・・・・・・・・・・10g
小麦粉 ・・・・・・・・・・・・・・・・・小さじ1
白ワイン ・・・・・・・・・・・・・ 1/4カップ
生クリーム(乳脂肪のもの) ・・・ 1/2カップ
さやいんげん(4cmに切ってゆでる・
　冷凍でも) ・・・・・・・・・・・・・・・・適量
A ┌ 塩 ・・・・・・・・・小さじ1/5〜1/4
　└ こしょう・砂糖 ・・・・・・各少量

作り方

1 鶏肉は一口大の薄いそぎ切りにし、塩、こしょうをふり、ポリ袋に入れる。まいたけを一口大に裂いて加えて肉にからめ、冷蔵庫に入れて2時間〜半日ほどおく。

2 玉ねぎは2cm長さの薄切りに、にんにくは粗みじん切りにする。

3 フライパンにバターをとかして2をいため、しんなりしたら小麦粉を加えて弱火で色づけないようによくいためる。

4 鶏肉をまいたけごと加えていため、ワインとさやいんげんを加え、ふたをして肉に火が通るまで3〜4分煮る。

5 生クリームを加え、Aで調味し、さっと煮る。

● 生クリームを牛乳に変える場合、バターと小麦粉を倍量にし、4で牛乳150mLを加えて混ぜ、とろみがつくまで煮てAで調味する。

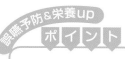

誤嚥予防&栄養up ポイント

まいたけはたんぱく質分解酵素を含むため、肉にまぶしておくと肉がやわらかくなります。生クリームを使うと、短時間で風味高くコクのある煮込み料理ができます。

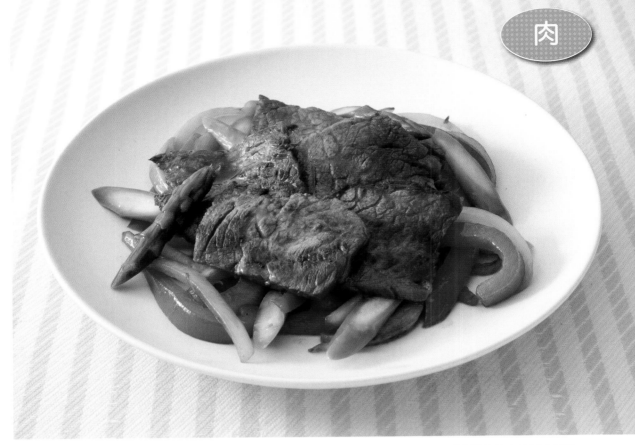

韓国風マリネ焼き肉

調味液でマリネした肉は、やわらかくて風味とうま味も最高。

1人分	エネルギー	471kcal
	たんぱく質	15.4g
	食塩相当量	2.0g

材料(2人分)

牛カルビ肉（網焼き用） ‥‥‥‥200g
玉ねぎ ‥‥‥‥‥‥‥‥‥‥ 1/2個
赤パプリカ ‥‥‥‥‥‥‥‥ 1/2個
グリーンアスパラガス ‥‥‥‥ 3本

A ┌ しょうゆ ‥‥‥‥‥‥ 大さじ2
　│ 酒 ‥‥‥‥‥‥‥‥‥ 大さじ2
　│ 酢 ‥‥‥‥‥‥‥ 小さじ1・1/3
　│ 砂糖 ‥‥‥‥‥‥ 小さじ1・1/3
　│ ごま油 ‥‥‥‥‥‥ 小さじ2/3
　└ おろししょうが ‥‥‥‥‥ 適量
サラダ油 ‥‥‥‥‥‥‥‥‥‥ 少量

作り方

1 玉ねぎとパプリカは2～3mm厚さに切る。アスパラガスはかたい根元を除き、下の方の皮をむく。熱湯でゆで、斜め切りにする。

2 Aをバットかボールに合わせてマリネ液を作る。

3 牛肉は両面をめん棒などでたたき、マリネ液に入れ、玉ねぎとパプリカも加えて混ぜ、冷蔵庫で数時間～半日漬け込む。

4 フライパンに油を熱し、3の肉を汁けをきって並べ、両面を焼いてとり出す。次に野菜も汁けをきっていためる。

5 いためた野菜を器に盛り、アスパラガスを散らし、焼き肉を盛る。

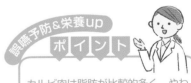

誤嚥予防&栄養up ポイント

カルビ肉は脂肪が比較的多く、やわらかです。たたいてからしょうゆや酒、酢などに漬けると、よりやわらかに。薄切り肉ならたたかなくてもOKです。牛肉は鉄が豊富です。

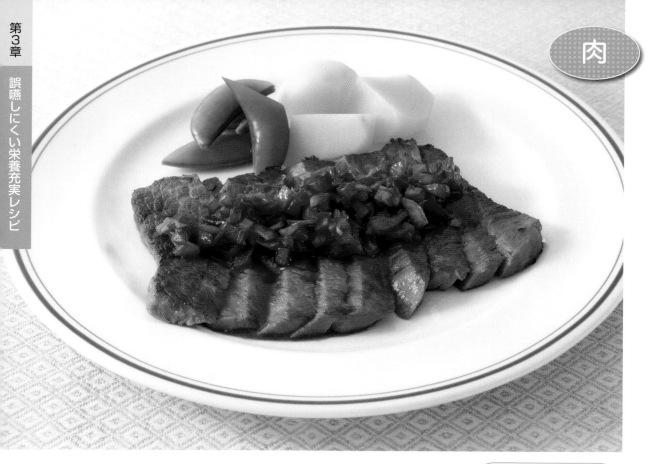

肉

シャリアピンステーキ

肉は大事なたんぱく源。ときには厚切りを工夫して。

1人分	エネルギー	459kcal
	たんぱく質	17.0g
	食塩相当量	1.9g

材料(2人分)

牛ステーキ用肉(リブロースなど)
・・・・・・・・・100〜130g×2枚

A ┌ 塩・こしょう ・・・・・・・・各少量

B ┌ 玉ねぎ(みじん切り) ・・・小1個
　 └ にんにく(みじん切り) ・・・少量

サラダ油 ・・・・・・・・・・・・・・・少量

バター ・・・・・・・・・・・・・・・・・5g

しょうゆ ・・・・・・・・・・・・ 大さじ1

赤ワイン ・・・・・・・・・・・・ 大さじ1

┌ じゃが芋(皮をむいて乱切り) ・・1個
│ スナップえんどう(筋を除いて
│ 　ゆでて斜め切り) ・・・・・・・4個
C ┌ 水(芋にひたひた) ・・・・適量
　 └ 顆粒コンソメ ・・・・・・・・少量

作り方

1 牛肉は筋切りをし、めん棒などで繊維を切るようにたたいて厚みを均一にし、Aを全体にふる。

2 ポリ袋に肉とBを入れて密着させ、冷蔵庫で半日ほど漬け込む。

3 じゃが芋はCを加えて煮、途中でえんどうも加えて煮る。

4 2の肉をとり出して玉ねぎなどを除き、油を熱したフライパンに並べ、最初は強火で両面に焼き目をつけ、その後中火にして好みの加減に焼き、とり出す。

5 肉汁の残ったフライパンにバターと肉を漬けた玉ねぎを加え、しんなりといため、しょうゆと赤ワインを加えて煮立てる(ソース)。

6 4を一口大のそぎ切りにして器に盛り、5をかけ、3を添える。

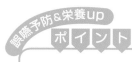
誤嚥予防＆栄養up
ポイント

肉に玉ねぎをまぶしておくと、玉ねぎのたんぱく質分解酵素の働きで肉がやわらかくなります。適度に脂肪を含む部位を選び、焼きすぎないことも、噛みやすくするポイントです。

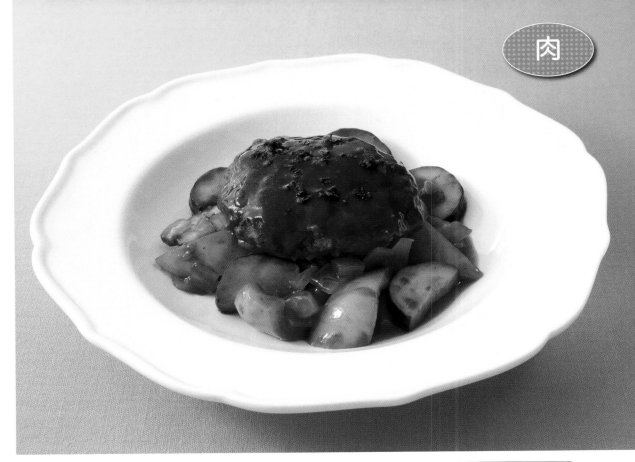

煮込みハンバーグ

ほどほどの噛みごたえが、食べる意欲を刺激。

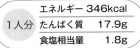

1人分	エネルギー	346kcal
	たんぱく質	17.9g
	食塩相当量	1.8g

材料(2人分)

牛・豚ひき肉 …………150g
玉ねぎ …………………1/4個
食パン ………8枚切り1/2枚
牛乳 ……………… 大さじ1
卵 ………………………1/2個
塩・こしょう・ナツメグ … 各少量
ズッキーニ …………… 1/2本
黄パプリカ ……………1/2個
玉ねぎ …………………1/4個
サラダ油 ………………少量
A{
水 ……………… 3/4カップ
ハヤシルー …… 1かけ(20g)
トマトケチャップ …大さじ1/2
しょうゆ ………………少量
}
パセリのみじん切り(あれば) … 少量

作り方

1 玉ねぎはみじん切りにし、耐熱皿に広げてラップをかけて電子レンジ(600W)で1分加熱し(少量の油でいためてもよい)、さます。食パンは小さくちぎり、牛乳に浸す。

2 ボールにひき肉と1、卵、塩、こしょう、ナツメグを入れ、手(ポリ袋をかぶせると楽)で練り混ぜ、2個の楕円形に丸める。

3 ズッキーニは厚めの半月切り、パプリカは乱切り、玉ねぎは1cm角に切る。

4 深めのフライパンかなべに油を熱して2を並べ、両面に焼き色をつけてとり出す。

5 そのあとに玉ねぎを入れていため、Aを加えてルーをとかし、4とズッキーニ、パプリカを加え、煮立ったら弱火で7〜8分煮込む。

6 器に盛り、パセリを散らす。

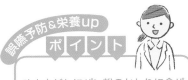

誤嚥予防&栄養up
ポイント

ひき肉だねにパン粉のかわりに食パンを加えることで、しっとりソフトなハンバーグができます。ソースはハヤシルーで手軽に完成!

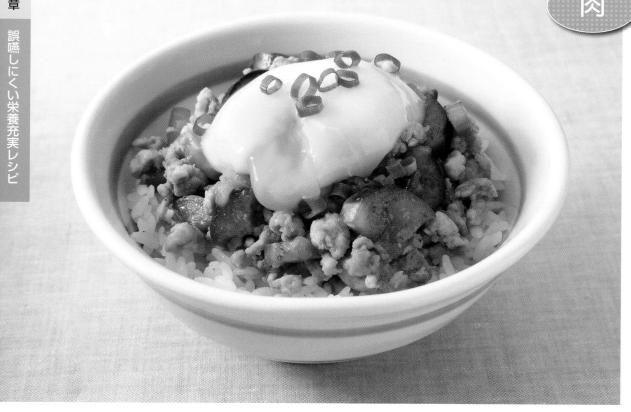

肉

鶏ひき肉となすのそぼろ丼
皮をしま目にむいたなすが、肉となじんで食べやすい。

1人分	エネルギー	598kcal
	たんぱく質	25.8g
	食塩相当量	1.7g

材料(2人分)

鶏ひき肉 ・・・・・・・・・・・・・・・・150g
おろししょうが ・・・・・・・小さじ1/2
なす(皮をしま目にむく) ・・・・・1本
サラダ油 ・・・・・・・・・・・・・・小さじ2
A[
　だし ・・・・・・・・・・・・・1/2カップ
　しょうゆ ・・・・・・・・・大さじ1
　酒 ・・・・・・・・・・・・・・・大さじ1
　砂糖 ・・・・・・・・・・小さじ1・1/2
]
かたくり粉(水小さじ1でとく)・・・小さじ1/2
ごはん ・・・・・・・・・・・・・・茶碗に2杯
温泉卵(市販品でもよい)・・・・・2個
小ねぎの小口切り ・・・・・・・・・・適量

作り方

1 なすは5mm幅のいちょう切りにし、水にさらし、水けをきる。
2 フライパンに油としょうがを入れて熱し、ひき肉、なすの順に加えてさらにいため、Aを加えて煮る。
3 火が通ったら、水どきかたくり粉を加えてとろみをつける。
4 ごはんを器に盛り、3をかけ、温泉卵をのせて小ねぎを散らす。

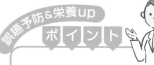

誤嚥予防&栄養up ポイント

口のなかでばらけやすいひき肉そぼろは、なすといっしょに煮ると、なすのとろみでまとまりがよくなります。温泉卵をのせればさらに食べやすく、栄養豊かな丼になります。

メモ

とっても簡単！　手作り温泉卵
1 なべに卵がかくれるくらいの水を入れて煮立て、火を止める。
2 卵をそっと入れ(底の面積の半分程度まで)、ふたはせずに10〜

15分おき、水に移してさます。
＊外気温、卵の温度、なべの保温性などでかたまり具合がやや異なります。

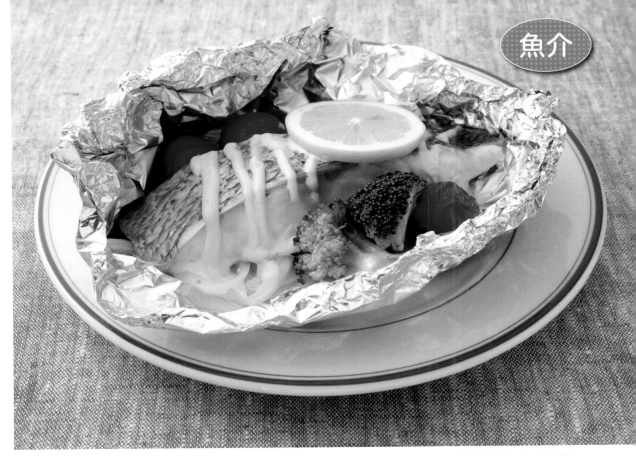

白身魚の洋風ホイル焼き

包んで焼けばでき上がり。魚も野菜も種類はお好みで。

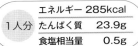

	エネルギー 285kcal
1人分	たんぱく質 23.9g
	食塩相当量 0.5g

材料(2人分)

白身魚(タイ、タラなど) ··· 2切れ	
玉ねぎ ···················· 1/2個	
ミニトマト ················· 6個	
ブロッコリー(冷凍または生) ··· 4房	
塩・こしょう ············· 各少量	
白ワイン ················ 大さじ1	
マヨネーズ ··············· 大さじ1	
レモンの輪切り ············· 2枚	

作り方

1 玉ねぎは薄切りにし、ミニトマトはへたを除く。ブロッコリーは生ならゆでる。

2 30cm角のアルミホイルを2枚広げ、玉ねぎを敷き、魚をのせて塩、こしょうをふる。ミニトマトとブロッコリーを横におき、ワインとマヨネーズをかけ、レモンをのせ、ホイルを寄せて上部で閉じる。

3 魚焼きグリルまたはオーブントースターに入れ、10～13分蒸し焼きにする。

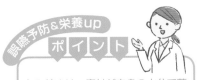

誤嚥予防&栄養up
ポイント

包み焼きは、素材が自身の水分で蒸し焼き状態になるので、ふっくらしっとりとしてうま味も逃げません。マヨネーズでコクとエネルギーをプラスしましょう。

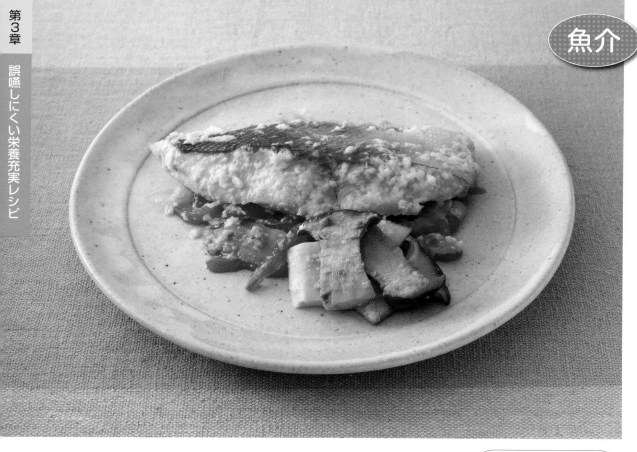

魚介

サケの塩麹焼き

野菜もいっしょに1時間漬けるだけ。魚はタラやブリでも。

1人分	エネルギー	196kcal
	たんぱく質	24.3g
	食塩相当量	1.9g

材料(2人分)

生ザケ ・・・・・・・・・・・・・・・・・2切れ
塩麹 ・・・・・・・・・・・・・・・・ 大さじ4
玉ねぎ ・・・・・・・・・・・・・・・・・ 1/3個
エリンギ ・・・・・・・・・・・・・・・・・2本
赤パプリカ ・・・・・・・・・・・・・ 1/2個

作り方

1 玉ねぎとパプリカは5mm幅に切る。エリンギは繊維を切るように細かく切り目を入れ、一口大に切る。

2 ポリ袋(あればジッパーつき)に魚と1を入れ、塩麹を加えて全体にからめ、冷蔵庫で1時間ほど漬ける。

3 フライパンにクッキングシートを広げ、2を袋から出して広げてのせ、ふた(アルミホイルでもよい)をして火にかける。蒸気が出てきたら中火弱にし、火が通るまで7〜8分焼く。

4 器に形よく盛る。

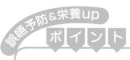

誤嚥予防&栄養up ポイント

魚や肉を塩麹に漬けると、やわらかくしっとりとして、ほどよい塩味と風味も加わります。エリンギは縦に繊維があるのでそれを断ち切るように切り目を入れると(35ページ参照)、食べやすくなります。サケはたんぱく質のほか、骨の健康に大切なビタミンDも豊富です。

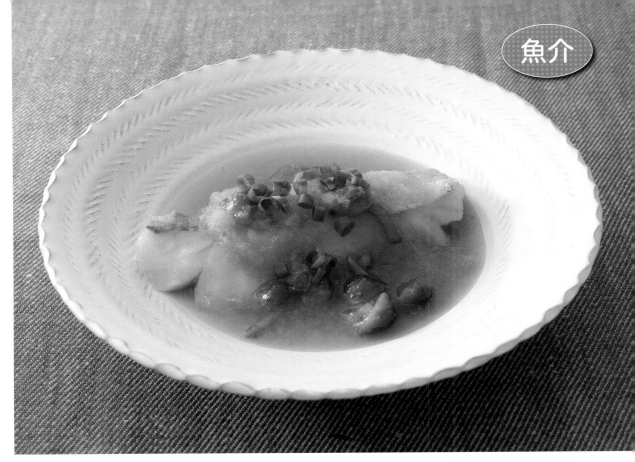

タラのレンジおろし煮

電子レンジとめんつゆで、あっという間に完成！他の魚でもお試しを。

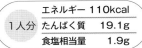

1人分	エネルギー	110kcal
	たんぱく質	19.1g
	食塩相当量	1.9g

材料(1人分)

生タラ ·················1切れ

大根 ···············輪切り3cm

なめこ ·················大さじ1

A ┌ めんつゆ(2倍希釈)··· 大さじ2
  └ 水 ···············大さじ1

小ねぎの小口切り ··········少量

＊作りやすい1人分の分量です。

作り方

1 大根はすりおろして軽く汁をきる。

2 耐熱ボールなどにAを入れ、電子レンジ(600W)で40秒加熱する。タラを加え、ラップをかけて2分加熱し、さらにおろし大根となめこを加えて2分加熱する。

3 器に盛り、小ねぎを散らす。

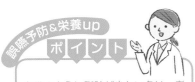

誤嚥予防&栄養up

ポイント

タラのように脂肪が少ない魚は、煮物にするとパサつきが抑えられます。おろし大根となめこを煮汁に加えると、とろみと風味もついてより食べやすく、味わい豊かになります。

魚介

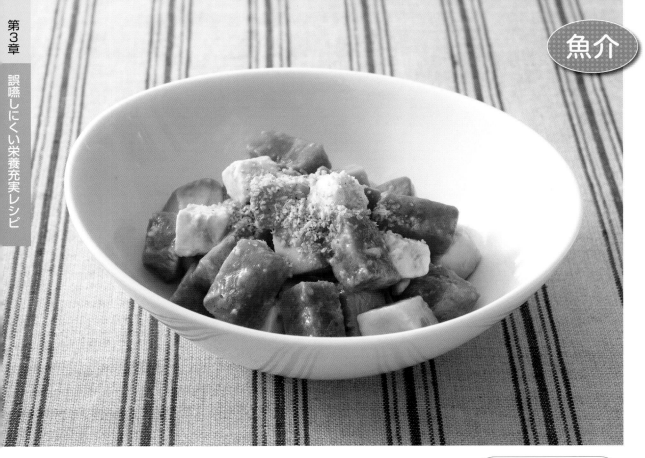

マグロとアボカドのポキ

いつもの刺身がひと手間で濃厚な一皿に変身。

1人分	エネルギー	231kcal
	たんぱく質	13.7g
	食塩相当量	1.4g

材料（2人分）

マグロ（刺身用赤身ぶつ切り） … 100g
アボカド ………………………小1個
クリームチーズ ・キューブ1個（18g）

A ┌ しょうゆ ………… 大さじ1
　├ 酒 ………………… 大さじ1
　├ オリーブ油 ……… 小さじ2
　└ レモン汁 ………… 小さじ2

すり白ごま ………… 小さじ1

作り方

1 マグロ、種と皮を除いたアボカド、クリームチーズはいずれも1cm角に切る。

2 ボールにAを入れて混ぜ、1を加えてあえ、冷蔵庫で少し味をなじませる。

3 器に盛り、ごまをふる。

メモ

アボカドの種の取り方
アボカドは縦中央にぐるりと切り目を入れてひねると半割りになり、種が簡単に除けます。

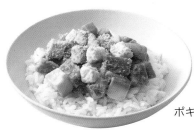
ポキ丼

誤嚥予防＆栄養up ポイント

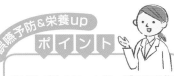

アボカドやクリームチーズをあえ物などに混ぜると、ねっとりとまとまりがよくなり、コクと風味が増し、良質の脂質やビタミンEなどもプラスされます。ポキはハワイ生まれの魚介のあえ物で、ごはんにのせるとポキ丼になります。卵黄を落とせばより栄養アップに！

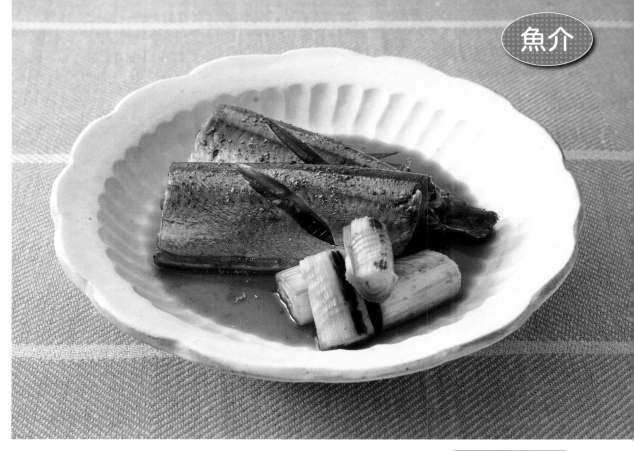

サンマの有馬煮

しっとり風雅な味わいは、塩焼きとは別の魅力が。

1人分	エネルギー	365kcal
	たんぱく質	19.5g
	食塩相当量	2.1g

材料(2人分)

サンマ ………………………… 2尾
ねぎ ……………………………… 2/3本
A
　水 ………………… 1/2カップ
　だしのもと ……… 小さじ1/3
　しょうゆ ………… 大さじ2
　みりん ………… 大さじ1
　砂糖 …………… 大さじ1
　酒 …………… 大さじ1
粉ざんしょう …………… 少量

作り方

1 サンマは頭、尾、内臓を除いてよく洗い、水けをふき、半分に切って斜めに1本切り目を入れる。

2 ねぎは3cm長さに切り、繊維を切るように細かく切り目を入れる。熱したフライパンでさっと焼いて焦げ目をつける。

3 なべにAを入れて煮立て、サンマとねぎを入れ、クッキングシートかアルミホイルをかぶせる。再び煮立ったら中火弱にして、8〜10分煮、最後に煮汁がとろりとなるまで煮詰める。

4 器に盛り、粉ざんしょうをかける。

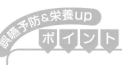

誤嚥予防&栄養up
ポイント

一尾魚は煮ると身がパサつかず、骨離れもよくなります。1本切り目を入れることで味のしみがよくなり、身もほぐれやすくなりますよ。ねぎも切り目を入れて食べやすく。
青魚のサンマは、脳の活性にもよいとされる脂肪酸DHAやビタミン類が豊富なたんぱく質源です。

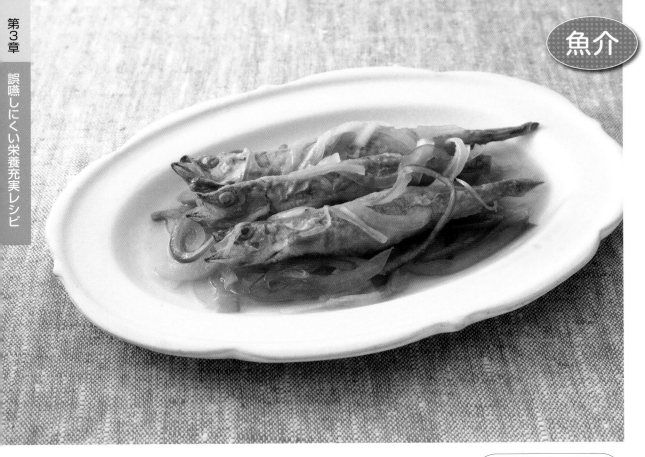

魚介

シシャモの南蛮漬け

干物の頭も酢の力でやわらかに。日もちもします。

1人分	エネルギー	175kcal
	たんぱく質	13.6g
	食塩相当量	1.2g

材料（2〜3人分）

シシャモ	6〜10尾
小麦粉	大さじ1/2
サラダ油	適量
玉ねぎ	1/2個
赤パプリカ	1/2個
ピーマン	1個
A　だし	1/2カップ
しょうゆ	大さじ1
砂糖	大さじ1
酢	大さじ3/4

作り方

1 耐熱ボールにAを入れ、ラップをかけて電子レンジ（600W）で1分加熱する。

2 玉ねぎ、パプリカ、ピーマンは薄切りにし、1に加えておく。

3 シシャモは小麦粉をまぶし、やや多めの油を熱したフライパンに並べ、両面をカラリと揚げ焼きにし、油をきる。

4 シシャモを2のボールに入れ、1〜2時間（できれば半日ほど）漬ける。冷蔵庫で2日ほどもつ。

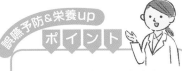

誤嚥予防＆栄養up
ポイント

骨が多くてのどにつかえやすいシシャモは、揚げ焼きにして調味酢に漬けると、酢の力で骨もやわらかくなります。酢が強いとむせやすいので、控えめにしてあります。

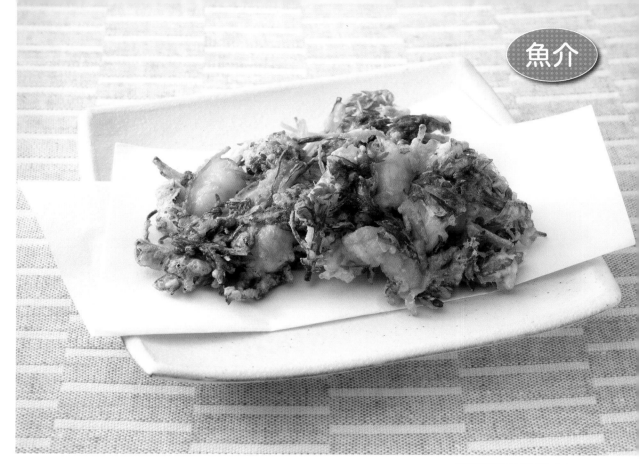

小エビのかき揚げ風
少ない油で手軽な落とし焼きに。春菊とチーズが香ります。

1人分	エネルギー	266kcal
	たんぱく質	13.5g
	食塩相当量	0.5g

材料(2人分)

小エビ(むき身) ・・・・・・・・・・・80g
にんじん ・・・・・・・・・・・・・・・ 1/3本
春菊の葉先 ・・・・・・・・・・ 1/3袋分
A 卵 ・・・・・・・・・・・・・・小1個
　 水 ・・・・・・・・・・・・・ 大さじ1
　 小麦粉 ・・・・・・・・・ 大さじ3
　 粉チーズ ・・・・・・・ 大さじ1
　 塩 ・・・・・・・・・・・・・・・・・少量
オリーブ油またはサラダ油 ・・・大さじ3

作り方

1 にんじんはせん切りにする。小エビと春菊の葉先はざくざくと切る。
2 ボールにAを入れてなめらかに混ぜ合わせ、1を加えてさっくりと混ぜる。
3 フライパンに油を熱し、2をスプーンで1/6量ずつすくって入れ、平らにならす。下がカリッとしたら裏返し、裏もカリッとするまで焼く(チーズの影響で焦げやすいので、火加減に注意する)。
4 油をきり、器に盛る。好みで天つゆやウスターソースを添えてもよい。

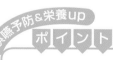

誤嚥予防&栄養up
ポイント

弾力があって噛みにくいエビは、小さく切ってかき揚げ風にすると食べやすくなります。天ぷらより手軽に作れるのもうれしい点。香ばしさに食欲も刺激されます!

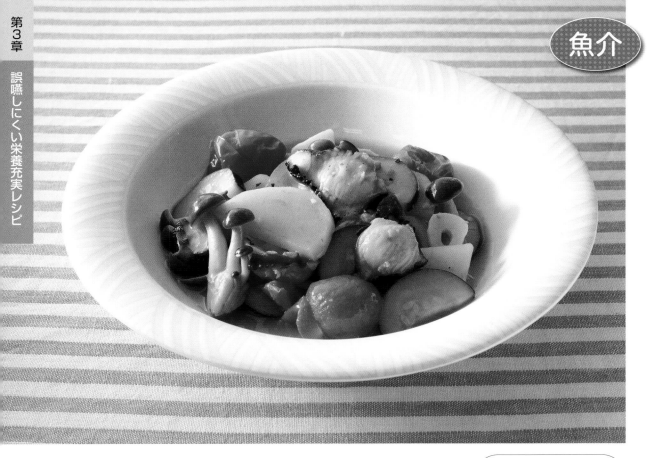

魚介

タコのアクアパッツァ

おでんのタコが好きな人に、イタリアの味で。

1人分	エネルギー	179kcal
	たんぱく質	18.4g
	食塩相当量	0.9g

材料(2人分)

蒸しタコ ……………………150g
ズッキーニ ………………… 1/2本
ミニトマト(へたを除く)……6個
しめじ ………………1/2パック
じゃが芋 ……………………1/2個
にんにく ……………………1かけ
白ワイン …………… 大さじ2
水 ……………………………適量
オリーブ油 ………… 大さじ1
塩・こしょう …………………各少量

作り方

1 タコは約1cm厚さに切る。

2 ズッキーニと皮をむいたじゃが芋は5mm厚さの半月切りにし、しめじはほぐして長いものは半分に切る。にんにくは薄切りにする。

3 なべにオリーブ油とにんにくを入れて熱し、香りが立ったらタコとワイン、かぶるくらいの水を加え、ふたをして沸騰後弱火で30分ほど煮込む。

4 タコに竹串が楽に刺さるようになったら、2の残りの野菜とミニトマトを加え、ふたをして5〜10分煮込み、塩とこしょうで味を調える。

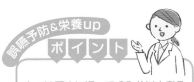

誤嚥予防&栄養up
ポイント

タコは厚めに切って30分以上煮るとやわらかくなり、野菜にもタコの風味がしみておいしくなります。かたく感じるようなら、食べるときに小さく切りましょう。タコを白身魚に代えればすぐ火が通り、やわらかです。

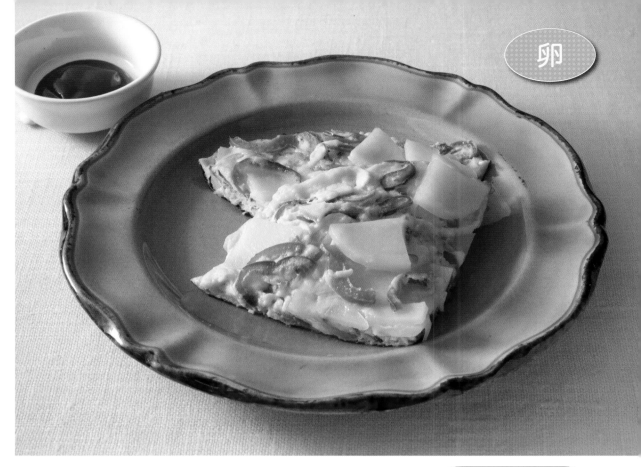

オープンオムレツ

卵は何でもふわりと包んでくれる栄養豊かなまとめ役。

1人分	エネルギー	193kcal
	たんぱく質	10.0g
	食塩相当量	1.0g

材料(2人分)

卵 ・・・・・・・・・・・・・・・・・・・・・・2個

A ┌ 牛乳 ・・・・・・・・・・・・・・ 大さじ2
　 │ 粉チーズ ・・・・・・・・・ 小さじ1
　 └ 塩・こしょう ・・・・・・・・各少量

じゃが芋 ・・・・・・・・・・・・・・・・1/2個

ピーマン ・・・・・・・・・・・・・・・・・1個

赤パプリカ ・・・・・・・・・・・・・1/4個

ハム ・・・・・・・・・・・・・・・・・・・・・1枚

バター ・・・・・・・・・・・・・・・・・・・10g

トマトケチャップ ・・・・・・・・・・・適量

作り方

1 じゃが芋は皮をむいて厚めのいちょう切り、ピーマンとパプリカはせん切りにする。合わせて耐熱皿に広げ、ラップをかけて電子レンジ(600W)で2分加熱する。

2 ハムは1cm角に切る。

3 卵は割りほぐし、Aを加えて混ぜ、1、2も加えて混ぜる。

4 直径約20cmのフライパンにバターをとかし、卵液を流し入れ、大きくかき混ぜる。表面を平らにし、ふたをして弱めの中火で3〜4分、卵がかたまるまで焼く。

5 食べやすく切って器に盛り、ケチャップを添える。

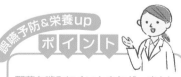

誤嚥予防&栄養up

ポイント

野菜を噛みにくいときなど、オムレツにするとふっくらとまとまります。あり合わせの野菜、ツナ、薄く切ったウインナーソーセージ、ゆで大豆なども合うのでおためしを。

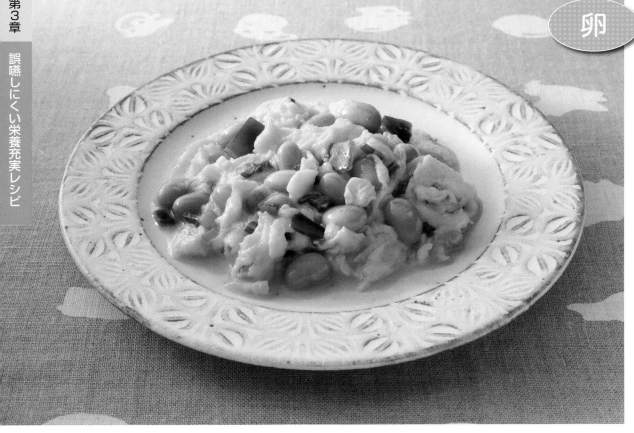

卵

こんぶ豆のスクランブルエッグ

煮物が余ったときの整理にもなり、たんぱく質も充実。

1人分	エネルギー	141kcal
	たんぱく質	9.7g
	食塩相当量	0.7g

材料(2人分)

卵 ・・・・・・・・・・・・・・・・・・・・・・2個
こんぶ豆(市販品)・・・1パック(65g)
小ねぎの小口切り ・・・・・・・ 大さじ2
塩 ・・・・・・・・・・・・・・・・・・・・・・・少量
サラダ油・・・・・・・・・・・・・・・・・・少量

作り方

1 ボールに卵を割りほぐし、こんぶ豆を煮汁ごと加え、小ねぎと塩も加えて混ぜる。

2 フライパンに油を熱して卵液を入れ、中火にして木べらで大きく混ぜ、卵が半熟状になったら器に盛る。

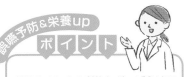

誤嚥予防&栄養up **ポイント**

煮豆やひじきの煮物など、ばらけて食べにくいものは、スクランブルエッグや卵焼きにまとめるのも一案です。これにとろみのあるあん(78ページ)をかけると、より食べやすくなります。

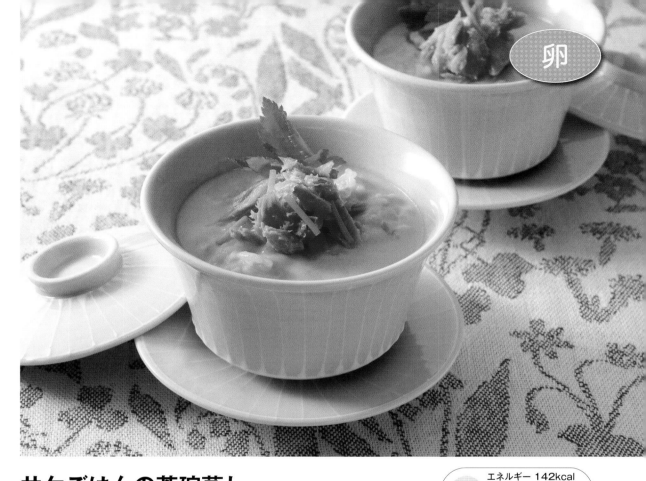

卵

サケごはんの茶碗蒸し

残りごはんが粋な蒸し物に変身。食欲がないときにもおすすめです。

1人分	エネルギー 142kcal	
	たんぱく質	6.6g
	食塩相当量	1.0g

材料(2人分)

卵 ･･････････････････････ 1個

A
┌ だし(さましたもの) ･･･ 3/4カップ
│ 塩 ･･････････････････････ 少量
│ しょうゆ ･･････････････ 小さじ1
└ 酒 ･･････････････････ 小さじ1

ごはん ･･････････ 茶碗2/3杯(100g)
サケフレーク ･･･････････････ 10g
三つ葉または小ねぎ ･･････････ 少量

作り方

1 ボールに卵を割りほぐし、Aを加えて泡立てないようによく混ぜる。

2 蒸し茶碗2個にごはんをこんもりと入れ、1の卵液をざるを通して注ぐ。

3 蒸し茶碗より高さのあるなべに湯を深さ2cmほど張り、2を入れふきんを間にはさんでふたをし、最初強火で2分、表面が固まったら

ふたを少しずらして弱めの中火で約10分蒸す。蒸し器があれば蒸し器で蒸す。

4 上にサケフレークをのせて三つ葉または小ねぎをあしらう。

メモ

茶碗蒸しを電子レンジで作る場合
具と卵液を入れた器にラップをかけ、電子レンジで加熱します(200Wで約10分、または500Wで約5分)。途中でときどきとり出して様子を見ながら蒸すことがコツです。

誤嚥予防&栄養up ポイント

ぽろぽろしやすい残りごはんは、茶碗蒸しにするとなめらかな口当たりの、思いがけないごちそうになります。上にのせる具はタラコや佃煮でも。

64

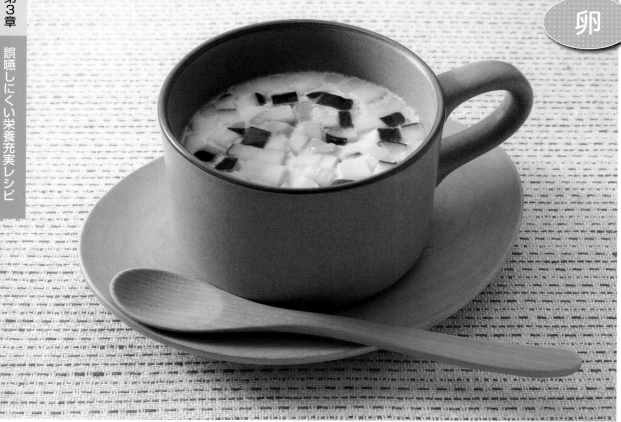

卵

洋風ミルク茶碗蒸し

刺し身の残りも具に。気軽に作れて栄養満点。

1人分	エネルギー	146kcal
	たんぱく質	11.8g
	食塩相当量	1.3g

材料（2人分）

卵 ・・・・・・・・・・・・・・・・・・ 1個

A ┌ 牛乳 ・・・・・・・・・・・・ 3/4カップ
　├ 塩 ・・・・・・・・・・・・・ 小さじ1/3
　└ 顆粒ブイヨン ・・・・・・・・・・少量

刺身用の魚（白身魚など）・・・4切れ

酒・塩 ・・・・・・・・・・・・・・・各少量

ズッキーニ ・・・・・・・・・・・・・ 1/3本

粒コーン（冷凍または缶詰）・・・大さじ2

作り方

1 ボールに卵を割りほぐし、Aを加えて泡立てないようによく混ぜる。

2 刺身用の魚は酒と塩をふる。

3 ズッキーニは5mm角に切って耐熱皿にのせ、コーンを加え、ラップをかけて電子レンジ（600W）で1分加熱し、粗熱をとる。

4 器（マグカップなど）に2と3を入れて1をざるを通して注ぐ。

5 64ページの作り方3と同様にして蒸す。

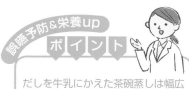

誤嚥予防&栄養up

ポイント

だしを牛乳にかえた茶碗蒸しは幅広い具と合い、まろやかにまとめてくれます。牛乳が苦手な人でもおいしく味わえて、骨の健康に大切なカルシウムを補給できます。

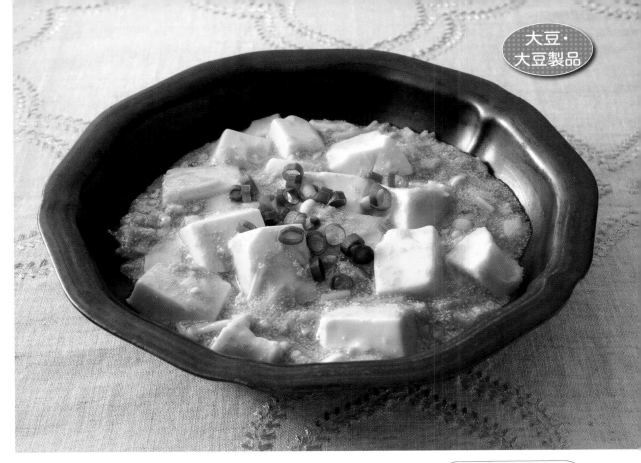

和風めんたいマーボー豆腐

ほんのりやさしい辛味とうま味があとを引く。

1人分	エネルギー	143kcal
	たんぱく質	13.4g
	食塩相当量	2.1g

材料(2人分)

豆腐 ・・・・・・・・・・・・ 1/2丁(150g)
明太子 ・・・・・・・・・・・ 1腹(40g)
えのきたけ ・・・・・・・・・・ 1/2袋
鶏ひき肉・・・・・・・・・・・・・・・50g
サラダ油・・・・・・・・・・・・・・・少量
A ┌ だし・・・・・・・・・・・・1/2カップ
  │ しょうゆ ・・・・・・・・・ 小さじ2
  │ 酒 ・・・・・・・・・・・・・ 小さじ2
  │ みりん ・・・・・・・・・・ 小さじ1
  └ 塩・・・・・・・・・・・・・・・・少量
かたくり粉(倍量の水でとく)・・・小さじ1
小ねぎ(小口切り)・・・・・・・・・・適量

作り方

1 豆腐はキッチンペーパーに包んで皿にのせ、電子レンジ(600W)で2分加熱して粗熱をとり、1.5～2cm角に切る。
2 明太子は皮を除いてほぐす。えのきたけは1cm長さに切る。
3 Aを合わせておく。水どきかたくり粉も用意する。
4 フライパンに油を熱してひき肉をいため、火が通ったらAを加える。熱くなったら2を加えてよく混ぜる。
5 1の豆腐を加え、煮立ってきたら水どきかたくり粉を回し入れ、豆腐を崩さないように静かに手早く混ぜ、とろみがしっかりついたら火を消す。
6 器に盛り、小ねぎを散らす。

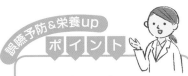
誤嚥予防&栄養up
ポイント

明太子のピリ辛の味でまとめた、マイルドなマーボー豆腐です。とうがらしの辛味でむせやすい人にも安心して食べられます。噛み切りにくいえのきたけは短く切りましょう。

66

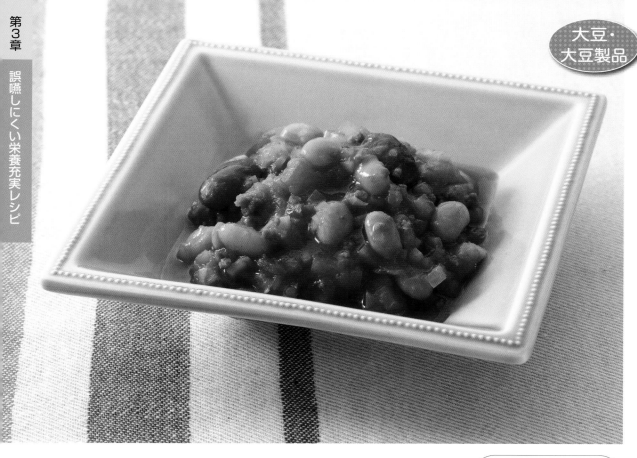

大豆・大豆製品

チリコンカン

食物繊維もビタミンもたっぷりとれて、ごはんにもパンにも合う。

1人分	エネルギー	258kcal
	たんぱく質	12.2g
	食塩相当量	2.2g

材料(2〜3人分)

牛・豚ひき肉 ・・・・・・・・・・・・・100g
ミックスビーンズ(缶詰など)・・・140g
玉ねぎ ・・・・・・・・・・・・・・・・・・小1個
にんじん ・・・・・・・・・・・・・・・小1/2本
セロリ ・・・・・・・・・・・・・・・・・ 1/4本
トマト水煮(缶詰など) ・・・・・ 200g
A ┌ 水 ・・・・・・・・・・・・・・・1/2カップ
　 └ 固形ブイヨン ・・・・・・・・・ 1/2個
B ┌ トマトケチャップ ・・ 大さじ2
　 │ しょうゆ ・・・・・・・・・・ 小さじ1
　 │ 塩 ・・・・・・・・・・・・・・小さじ2/3
　 │ 砂糖 ・・・・・・・・・・・・・ 小さじ2
　 └ チリペッパー ・・・・・・・・・・少量
オリーブ油 ・・・・・・・・・・・ 大さじ1

作り方

1 玉ねぎ、にんじん、セロリは粗い
みじん切りにする。

2 なべにオリーブ油を熱してひき肉
を色が変わるまでいため、1 を加
えてさらにいためる。

3 2 に A、ミックスビーンズ、トマ
ト水煮を加え、沸騰後火を弱めて
15 分ほど煮込む。

4 B を加え、煮汁が少なくなるまで
煮込む。

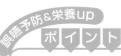

誤嚥予防&栄養up
ポイント

キドニービーンズなどいんげん豆の
仲間は、煮込むと煮崩れてとろみが
生じます。ひき肉や大豆、野菜と煮
込むと食べやすく1つにまとまり、
こっくりとした味わいです。

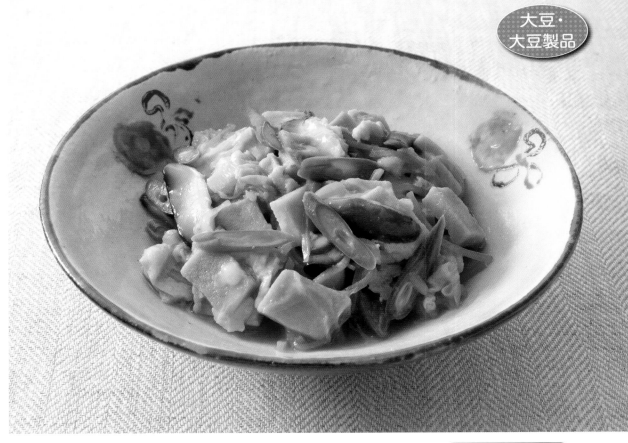

ミニ高野豆腐の卵とじ

野菜も卵もいっしょにとれて煮汁も落ち着き、一石二鳥。

	エネルギー	148kcal
1人分	たんぱく質	11.0g
	食塩相当量	1.7g

材料(2〜3人分)

高野豆腐(約1.5cm角の薄切りの製品) … 30g
にんじん ・・・・・・・・・・・・・・・・ 1/3本
ねぎ ・・・・・・・・・・・・・・・・・・ 1/3本
生しいたけ ・・・・・・・・・・・・・・ 2枚
さやいんげん(生または冷凍)・・・ 5本
卵 ・・・・・・・・・・・・・・・・・・・・ 2個
A {
　だし ・・・・・・・・・・・・ 1カップ
　しょうゆ ・・・・・・ 大さじ1・1/2
　砂糖・・・・・・・・・・・・・ 小さじ2
　みりん ・・・・・・・・・・ 大さじ1
　塩 ・・・・・・・・・・・・・・・・少量

作り方

1 にんじんはせん切り、ねぎは斜め薄切り、しいたけは軸を除いて薄切りにする。

2 さやいんげんはゆでて斜め薄切りにする。

3 なべにAを入れて煮立て、1と高野豆腐を加え、中火弱で8〜10分煮る。

4 卵をボールでときほぐし、3に回しかけ、2を散らし、ふたをして卵が固まるまで煮る。

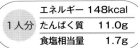

誤嚥予防&栄養up
ポイント

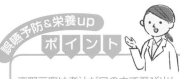

高野豆腐は煮汁が口の中で飛び出して誤嚥をしやすいですが、小さいサイズのものを煮て卵でとじると、煮汁が出にくくなります。
豆腐、高野豆腐、納豆などの大豆製品は、たんぱく質やミネラルのほか、老化予防によいとされる成分も豊富です。

なべ料理の食べ方の工夫

なべ料理は、さまざまな食材を熱いうちに汁といっしょに口にするものが多く、
また、複数で食べる場合に自分のペースを保ちにくいことなどから、
誤嚥に気をつけたい料理です。注意点をあげておきましょう。

寄せなべ、しゃぶしゃぶ、すき焼きなど

具の工夫

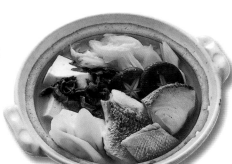

- 白菜、ねぎ、青菜などは繊維を断ち切るように小さめに切る。白菜の軸はそぎ切りにする。
- はるさめ、しらたき、うどんなどは5〜10cm長さに切る。
- 肉は、ロースなど適度に脂ののった肉で、しゃぶしゃぶ用など厚みの薄い肉ほどやわらかい。長いものは半分に切る。火を通しすぎないことも大事。肉団子やつくねも食べやすいが、丸ごと口に入れず、割って食べる。
- 魚はできれば骨のない切り身にする。
- きのこは笠に切り目を入れ、エリンギは軸に対して横に切り目を入れる（35ページ）。しめじは1〜2本ずつに分け、えのきたけは長さを短く切る。

汁の工夫

- 寄せなべのように味のついた汁は、かたくり粉で薄くとろみをつける。
- おろし大根を入れたみぞれなべもとろみがついてよい。

つけだれの工夫

- ごまだれ、おろし大根やもみじおろし、とろろ芋、豆腐ディップ（71ページ）、みそマヨネーズなど、とろみのあるものにつけて食べる。
- ポン酢しょうゆに刻んだこんぶ（がごめこんぶというこんぶは特に粘りがある）を入れておくと、とろっと粘りが出る。

おでん

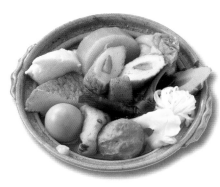

- 大根は口に入れたときに汁が先にのどに流れ込み、誤嚥しやすい。半月切りやいちょう切りにして隠し包丁を入れて煮、箸で小さくして食べる。
- こんにゃくは細かく切り目を入れ、一口ずつ口に入れてよく噛む。ちくわなども小さくして口に入れ、よく噛む。
- ゆで卵はむせやすいので、半分に切り、汁を含ませながら食べる。
- がんもどきは中の汁が先にのどに流れ込みやすいので、小さく箸で切り、汁を軽くきりながら食べる。

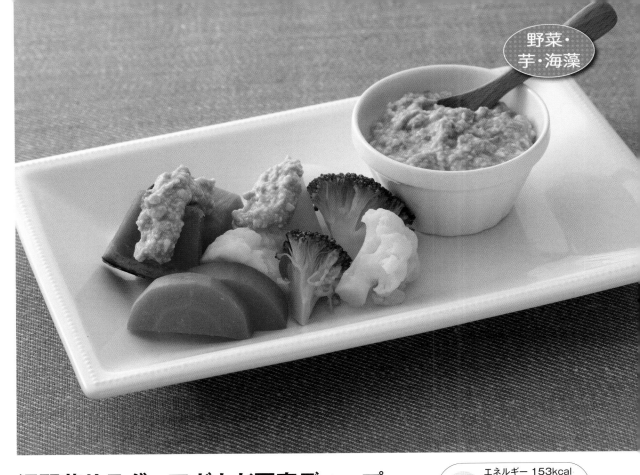

温野菜サラダ　アボカド豆腐ディップ

レモンの香るなめらかディップで野菜の一皿が楽しみに。

1人分	エネルギー	153kcal
	たんぱく質	4.1g
	食塩相当量	0.8g

材料

アボカド豆腐ディップ
(作りやすい分量・約4人分)

絹ごし豆腐	1/3丁(100g)
アボカド	1個
レモン汁	小さじ1

A	マヨネーズ	小さじ2
	しょうゆ	小さじ1・1/2
	塩	小さじ1/3

温野菜(約2人分)

かぼちゃ	60g
ブロッコリー	30g
カリフラワー	30g
にんじん	30g
じゃが芋	小1/2個

作り方

1 豆腐はキッチンペーパーに包んで皿にのせ、電子レンジ(600W)で1分30秒加熱し、さます。

2 アボカドは皮と種を除き、フォークでつぶし、レモン汁をかける。1を加えてよく混ぜ、Aを加えてなめらかに混ぜる(ディップ)。

3 野菜は皮などを除いて食べやすい大きさに切り、やわらかくゆでる。または、皿に広げてラップをかけ、電子レンジで加熱してもよい(600Wで100gにつき1〜2分)。

4 器に盛り、ディップを添える。

●ディップは冷蔵庫で3日くらいもつ。

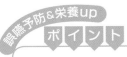

誤嚥予防&栄養up ポイント

豆腐とアボカドで作るディップはとろっとしてクリーミー。温野菜に限らず生野菜にもからめて食べると、のどを通りやすくなります。アボカドは老化を防ぐとされるビタミンEや脂質が多く含まれています。

味を変えて楽しめる
豆腐ディップ

豆腐で作るディップは、生野菜にかけたり、刻んだものをあえたり、パンにのせたり、
ソテーした肉や魚にかけたりといろいろに使えて、料理をしっとり食べやすくしてくれます。
たんぱく質やカルシウムの補給にもなります。混ぜる具は家にあるもので工夫してみてください。

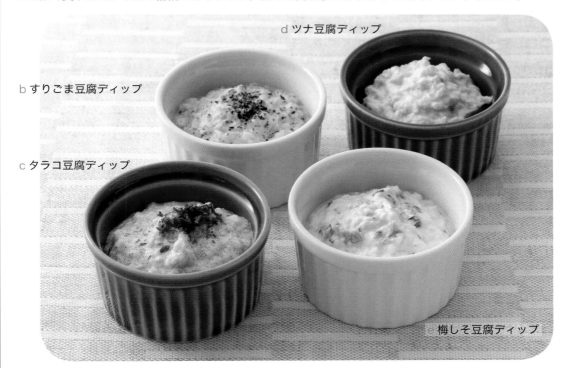

d ツナ豆腐ディップ

b すりごま豆腐ディップ

c タラコ豆腐ディップ

e 梅しそ豆腐ディップ

a 基本の豆腐ディップ

材料(作りやすい分量・約4人分)

絹ごし豆腐 ‥‥‥‥ 1/3丁(100g)
マヨネーズ ‥‥‥‥‥‥‥ 大さじ1

作り方

1 豆腐はキッチンペーパーに包んで
 皿にのせ、電子レンジ(600W)で
 1分30秒加熱し、さます。
2 ボールに入れてフォークでつぶし、
 マヨネーズを加えてなめらかに混
 ぜる。

b すりごま豆腐ディップ

基本の豆腐ディップにすりごま
(黒でも白でも好みで)としょうゆ
各小さじ1、砂糖少量を混ぜる。

c タラコ豆腐ディップ

基本の豆腐ディップに、タラコ1/2
腹をほぐしたもの、塩と青のり各
少量を混ぜる。

d ツナ豆腐ディップ

基本の豆腐ディップに、ツナ缶
1/2缶、玉ねぎ1/4個のみじん切り
(塩少量でもみ、キッチンペーパー
に包んで水けを絞る)を混ぜる。

e 梅しそ豆腐ディップ

基本の豆腐ディップに、梅干し1
個の果肉と青じそ3枚をそれぞれ
刻んで混ぜる。

	エネルギー	たんぱく質	食塩相当量
a	35kcal	1.3g	0.1g
b	39kcal	1.5g	0.3g
c	47kcal	3.4g	0.6g
d	63kcal	3.0g	0.2g
e	37kcal	1.4g	0.3g

栄養価は各1人分

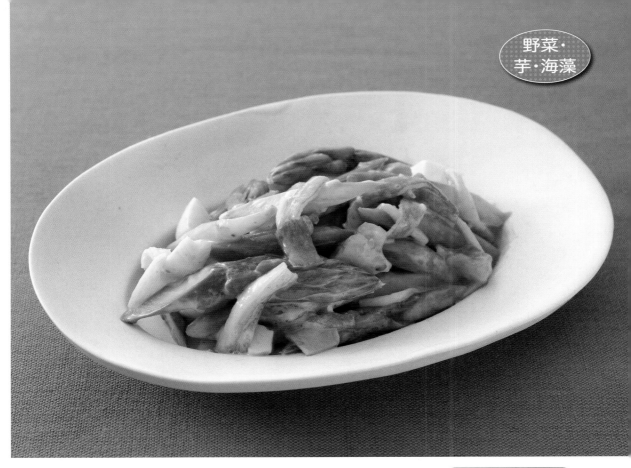

アスパラと半熟卵とカニかまのごまドレあえ

半熟卵でたんぱく質もとれて、うま味ととろみもアップ。

1人分	エネルギー	112kcal
	たんぱく質	6.8g
	食塩相当量	0.6g

材料(2人分)

グリーンアスパラガス
　（冷凍でも）‥‥‥‥‥‥‥120g

卵 ‥‥‥‥‥‥‥‥‥‥‥‥ 1個

カニ風味かまぼこ ‥‥‥‥‥ 2本

A [ごまドレッシング ‥‥ 大さじ1
　　 マヨネーズ ‥‥‥‥ 大さじ1/2

作り方

1 卵は沸騰した湯に入れ、中火で8
　分ゆでて水で急冷する（半熟卵）。
　殻をむいてざく切りにする。

2 アスパラはかたい根元を除き、下
　の方の皮をむく。熱湯でやわらか
　くゆでて水にとり、斜めに食べや
　すい大きさに切る。

3 カニかまは手でほぐす。

4 ボールにAを入れて混ぜ、1〜3
　を加えてあえる。

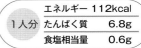

誤嚥予防&栄養up
ポイント

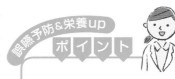

半熟卵は料理をまろやかに包む力が
あります。また市販のごまドレッシ
ングのようなとろりとしたドレッシ
ングは、とろみ調整食品と同じ成分
が含まれており、食材のまとまりを
よくし、のど越しをよくするのに役
立ちます。

野菜・
芋・海藻

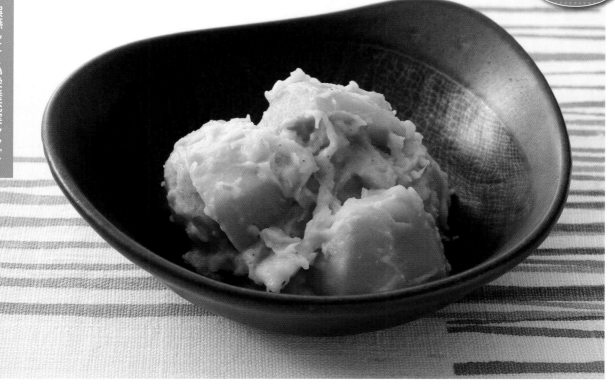

里芋のともあえ

いつもの煮芋がのど越しなめらかで風雅なあえ物に。

1人分	エネルギー	110kcal
	たんぱく質	3.0g
	食塩相当量	1.7g

材料(2人分)

里芋 ……………………200g

A
だし …………… 3/4カップ
しょうゆ ……… 大さじ1
みりん ………… 大さじ1

B
だし …………… 小さじ2
西京みそ ……… 小さじ1
（他のみその場合は小さじ1/2)
砂糖 ………… 小さじ1・1/2
しょうゆ ……… 小さじ1/3
白すりごま ……… 小さじ1

作り方

1 里芋は皮をむき、一口大に切る。なべに入れてAを加え、沸騰後中火弱で充分にやわらかくなるまで20分ほど煮る。煮汁が少し残るよう、だしが足りなければ足す。

2 煮えた芋を1/3ほどボールに入れ、フォークの背でつぶし、Bを加えてよく混ぜ合わせる。

3 2のあえ衣に残りの煮た芋を加えてあえる。

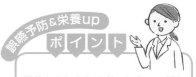
誤嚥予防&栄養up
ポイント

里芋をやわらかく煮てから、一部をつぶして味をつけ、煮た芋にからめると、口当たりがふわっとやさしくなります。あえ衣のごまみそ風味も加わり、食が進みます。

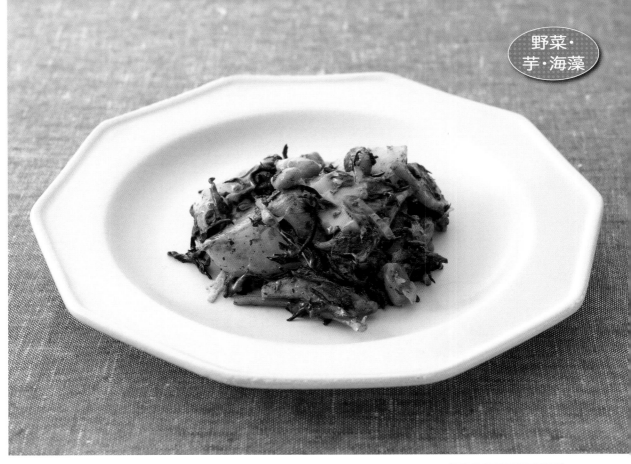

じゃが芋とひじきのチーズ焼き

ひじきの煮物がイタリアンに。チーズとの相性抜群！

1人分	エネルギー	165kcal
	たんぱく質	5.2g
	食塩相当量	1.2g

材料(2人分)

じゃが芋 ・・・・・・・・・・・・・・・・・1個
塩 ・・・・・・・・・・・・・・・・・・・・・・少量
ひじきの煮物(市販品)・・・1パック(60g)
オリーブ油またはサラダ油 ・・・ 小さじ2
塩・こしょう ・・・・・・・・・・・・各少量
ピザ用チーズ ・・・・・・・・・・・・・・30g
　(とろけるスライスチーズなら2枚)

作り方

1 じゃが芋は皮をむき、一口大に切る。塩を加えた湯でやわらかくゆでる。

2 ひじきの煮物は煮汁を軽く除く。

3 フライパンに油を熱して1、2を入れていため、なじんだら塩、こしょうで調味する。

4 3にチーズをのせてふたをする。チーズがとけたら火を止め、器に盛る。

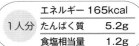
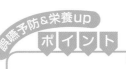

誤嚥予防&栄養up
ポイント

ひじきのように口の中でばらけやすいものは、芋やチーズなどと合わせて加熱するとまとまりがよくなります。じゃが芋をフォークでつぶして混ぜると、より食べやすくなります。五目豆や切り干し大根の煮物、きんぴらごぼうなどもおためしあれ。

長芋とめかぶのあえ物

ポリ袋の中でたたいてあえれば完成。カニかまなどを混ぜても。

材料(2人分)

長芋 ……………約6cm(160g)
味つきめかぶ …… 2パック(90g)

作り方

1 長芋は皮をむき、ポリ袋に入れてめん棒などでたたいて粗く砕く。
2 1にめかぶを加えてあえ、器に盛る。

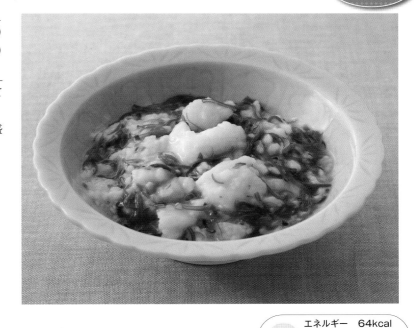

ほうれん草のなめたけあえ

なめたけは、キャベツや白菜などにも合います。

1人分	エネルギー	64kcal
	たんぱく質	2.0g
	食塩相当量	0.4g

材料(2人分)

ほうれん草(かたい茎は除く) … 120g
なめたけ(市販品) ……… 大さじ2
しょうゆ …………… 小さじ1

作り方

1 ほうれん草は沸騰湯でやわらかくゆでて水にとり、水けを絞って2～3cm長さに切る。
2 ボールに1となめたけ、しょうゆを入れてあえ、器に盛る。

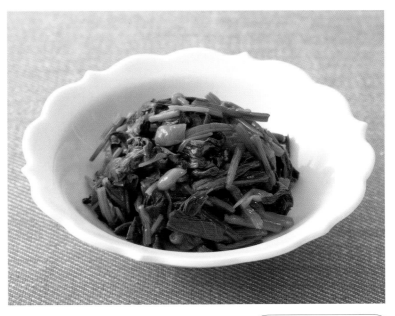

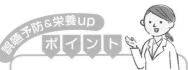

誤嚥予防&栄養up ポイント

長芋、めかぶ、なめたけは、いずれもとろみがあってのど越しのよい食材で、あえ衣にも活躍します。また、腸内環境の改善に有効な食物繊維が豊富なのも、うれしい共通点です。

1人分	エネルギー	25kcal
	たんぱく質	1.8g
	食塩相当量	1.0g

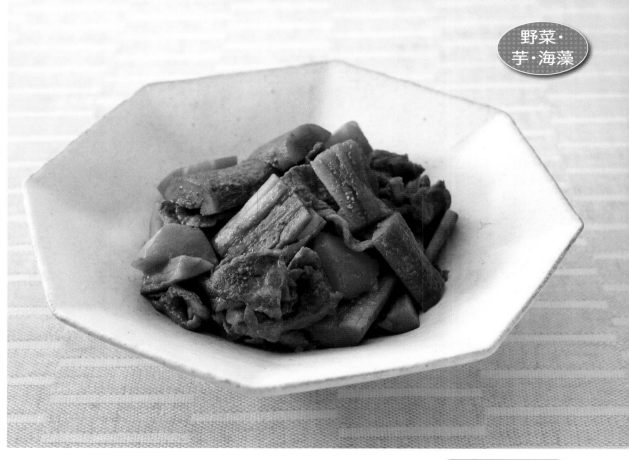

ごぼうと牛肉のいため煮

肉のうま味のしみたごぼうは、よく噛むほどに味わいが。

1人分	エネルギー	374kcal
	たんぱく質	9.3g
	食塩相当量	2.1g

材料(2人分)

ごぼう ・・・・・・・・・・・・・・・・・・ 1本
にんじん ・・・・・・・・・・・・・・・・ 1/2本
牛バラ薄切り肉
　またはこま切れ肉 ・・・・・・・・100g
ごま油 ・・・・・・・・・・・・・・・・ 大さじ1
A {
　だし ・・・・・・・・・・・・・1/2カップ
　しょうゆ ・・・・・ 大さじ1・1/2
　砂糖 ・・・・・・・・・ 大さじ1・1/2
　酒 ・・・・・・・・・・・・・・・ 大さじ1

作り方

1 ごぼうは皮をこそげ、縦半分に切り、めん棒などでたたいて繊維を軽くつぶす。3cm長さに切り、水からやわらかくなるまでゆでる。
2 にんじんは小ぶりの乱切りにする。牛肉は一口大に切る。
3 フライパンにごま油を熱して1を入れ、弱めの火でじっくり気長にいためる。2を加えてさらによくいため、Aを加え、ふたをして中火弱で20分ほど煮る。やわらかくなったらふたをはずし、煮汁が残っていたら少し煮詰める。

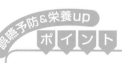

誤嚥予防&栄養up
ポイント

ごぼうは、たたいて繊維を軽くつぶし、よくゆでてから煮ると噛みやすくなります。太い部分より細い部分のほうがやわらかく、また、新ごぼうを使えばよりやわらかです。収穫後時間が経つほどかたくなるので、購入したら早めに使うことも大事なポイントですね。

野菜・
芋・海藻

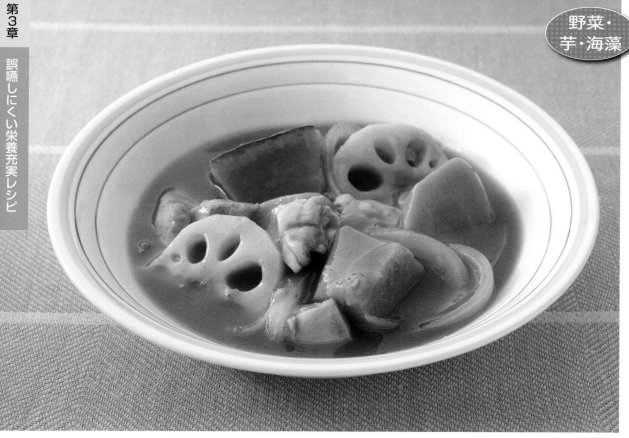

れんこんのスープカレー

よく煮込んだ野菜のほっくりした食感が楽しい。

1人分	エネルギー	304kcal
	たんぱく質	11.8g
	食塩相当量	2.6g

材料(2人分)

鶏もも肉(親子丼用カット) ···100g
れんこん ·················100g
玉ねぎ ·················1/2個
にんじん ················1/2本
かぼちゃ ················80g
オリーブ油 ············小さじ2
A ┌ 水 ············2・1/2カップ
　└ 固形ブイヨン ····1/2個(2g)
B ┌ カレールー ················
　│　·····1〜1・1/2かけ(約20g)
　│ トマトケチャップ ··· 大さじ1
　│ しょうゆ ·········· 小さじ1
　└ 塩 ·················少量

作り方

1 れんこんは皮をむいて5〜8mm厚さの半月切りにする。玉ねぎは小さめのくし形に切り、にんじんとかぼちゃは大きめの乱切りにする。

2 なべに油を熱して玉ねぎをいため、鶏肉を加えてさらにいため、ほぼ火が通ったらAを加える。煮立ったらにんじんとれんこんを加え、ふたをずらしてかけ、中火弱でほぼ火が通るまで10〜12分煮る。

3 さらにかぼちゃを加えて、やわらかくなるまで7〜8分煮る。

4 Bを加えてとかし、味がなじむまで煮る。

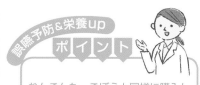

誤嚥予防&栄養up
ポイント

れんこんも、ごぼうと同様に購入して時間が経つほどかたくなるので、新鮮なうちに使うことが大事。じっくり煮るとやわらかくなります。

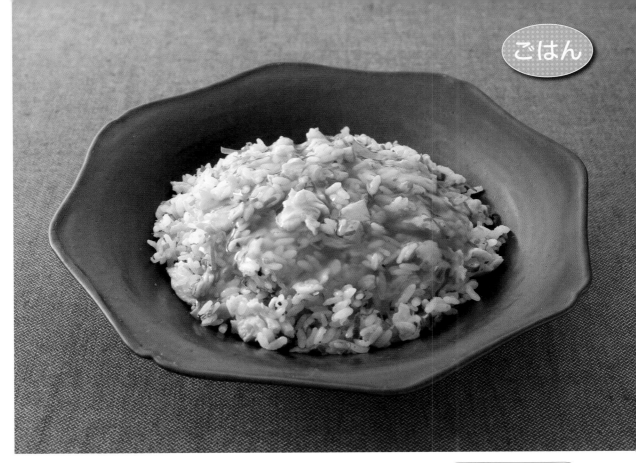

あんかけチャーハン

あんには保温効果も。少しずつかけながら食べてもOK。

1人分	エネルギー	499kcal
	たんぱく質	13.5g
	食塩相当量	3.9g

材料(2人分)

温かいごはん ……… 茶碗に2杯強
卵 ………………………… 2個
塩 ………………………… 少量
小ねぎ ……………………… 4本
ハム ……………………… 2枚
サラダ油 ……………… 小さじ2
塩 ……………………… 小さじ2/3
こしょう ………………… 少量
しょうゆ ……………… 小さじ1

あん(スープあん)

水 ………………… 1カップ
顆粒鶏がらだし ……… 小さじ1/2
塩 ……………………… 小さじ1/4
しょうゆ ……………… 小さじ1
酒 ……………………… 小さじ2
かたくり粉(倍量の水でとく)… 小さじ2

作り方

1 卵は割りほぐして塩を混ぜる。小ねぎは小口切りにし、ハムは5mm角に切る。あんを作る(右参照)。

2 フライパンに油小さじ1を熱して卵液を入れて混ぜ、ふわっとしたいり卵にし、とり出す。

3 同じフライパンに油小さじ1を熱し、ごはんと小ねぎ、ハムを入れていためる。ぱらりとほぐれて火が通ったら2のいり卵を加えて混ぜ、塩とこしょうで調味し、風味づけにしょうゆをなべ肌から回し入れてひと混ぜする。

4 器に盛り、あんをかける。

あん(スープあん)

なべにかたくり粉以外の材料を入れて火にかけ、煮立ったら水どきかたくり粉を加えて混ぜ、よく煮立ててとろみをつける。

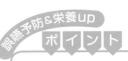

誤嚥予防&栄養up

ポイント

パラパラとしたチャーハンは口の中でまとまりにくく、ごはん粒などを誤嚥しやすいものです。とろみのあるあんをかけると、しっとりとしてまとまりがよくなります。

とろみあんのバリエーション

とろみのあるあんは、チャーハンだけでなく、少しぼそっとした残りごはんにかけたり、
めん類にかけてあんかけ風にしたり、また、焼き魚をほぐしたものにかけたりと、いろいろに使えます。
味のバリエーションを3例ご紹介します。塩味はかける料理により調整しましょう。

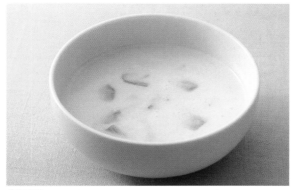

1人分 エネルギー 43kcal　たんぱく質 3.1g　食塩相当量 0.8g

カニ豆乳あん

材料(約2人分)

水 ································· 1/2カップ
豆乳 ······························ 1/2カップ
カニ風味かまぼこ(半分に切って裂く)···2本
顆粒鶏がらだし ··············· 小さじ1/2
塩 ································· 少量
酒 ································· 小さじ2
かたくり粉(倍量の水でとく) ···· 小さじ1

作り方

スープあん(右ページ)と同じ。

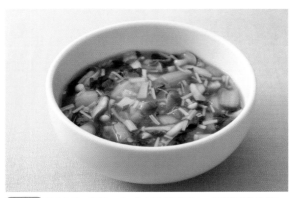

1人分 エネルギー 30kcal　たんぱく質 2.0g　食塩相当量 0.8g

野菜きのこあん

材料(約2人分)

水 ································· 1カップ
顆粒鶏がらだし ··············· 小さじ1/2
しょうゆ ························· 小さじ1
酒 ································· 小さじ2
好みのきのこ(薄く切るかほぐす) ···· 100g
小松菜(粗く刻む) ··················· 1株
かたくり粉(倍量の水でとく) ······ 小さじ2

作り方

スープあん (右ページ) と同じだが、きのこと
小松菜は調味液が煮立ってから加える。

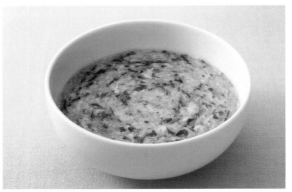

1人分 エネルギー 62kcal　たんぱく質 4.0g　食塩相当量 1.0g

わかめ卵あん

材料(約2人分)

A ┌ 水 ······················ 1カップ
　│ 顆粒鶏がらだし ············ 小さじ1/2
　│ しょうゆ ················· 小さじ1
　└ 酒 ······················ 小さじ2
かたくり粉(倍量の水でとく) ······ 小さじ2
わかめ(もどして刻む) ················· 30g
卵 ································· 1個

作り方

なべでAを煮立て、水どきかたくり粉を加え
て混ぜる。とろみがついたらわかめを加え、
といた卵を流し入れ、かたまったら火を消す。

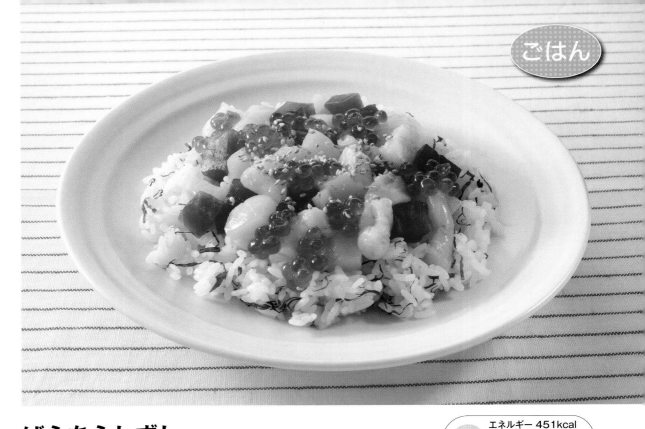

ばらちらしずし

残りごはんでもすぐ作れて、ほんのり温かい酢飯が食べやすい。

	エネルギー	451kcal
1人分	たんぱく質	25.2g
	食塩相当量	1.8g

材料(2人分)

温かいごはん ……茶碗に2杯強
すし酢 ……………… 大さじ2
青じそ(せん切り) ………4枚
マグロ ……………………4切れ
ホタテ貝柱 ……………2切れ
甘エビ ……………………4尾
イクラ …………… 約大さじ1
白いりごま ………… 小さじ1

★すし酢がない場合は、酢大さじ1・1/3、砂糖大さじ1、塩小さじ1/2強を混ぜ合わせます。

作り方

1 温かいごはんにすし酢をかけ、青じそも加えて混ぜ、器に盛り、人肌くらいにさます。
2 イクラ以外の魚介は食べやすい大きさに切り、イクラもともに冷蔵庫で冷やしておく。
3 1に魚介を散らしてのせ、ごまをふる。

誤嚥予防&栄養up
ポイント

おすしは具を小さくしてすし飯と混ぜて食べるようにすると、握りずしのようにのどに詰まる心配を減らせます。
酢飯は冷えるとかたくなり、のどにつかえやすいので、少し温かいうちに具をのせるようにします。薄くて食べにくい青じそは、刻んで酢飯に混ぜると食べやすく、香りがよくなります。

メモ

すしのネタについて

むせなどがあって誤嚥が心配なときは、イカやタコ、アカガイのような弾力があって噛みにくいものは避けたほうが安全です。食べたいときは、薄く切って切り目を細かく入れ(イカはイカそうめんを短く切るのもよい)、よく噛みましょう。33ページの注意も参考にしてください。

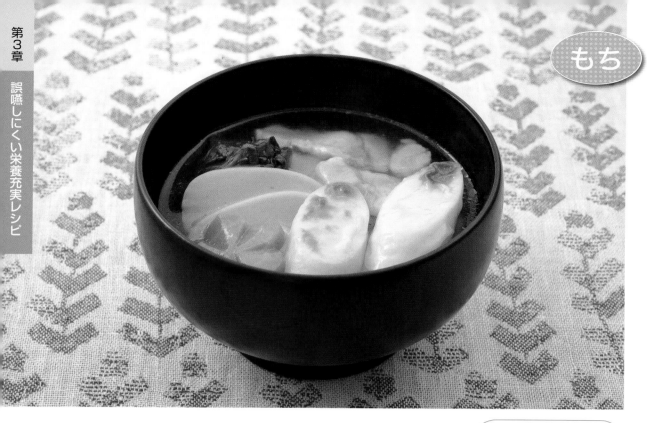

もち

特製もち入り雑煮

粘りが少なくサクッと噛み切れるもちで、新年のお祝いを。

1人分	エネルギー	138kcal
	たんぱく質	8.1g
	食塩相当量	1.5g

材料(2人分)

「やわらか福もち」････ 1cm厚さの
　　斜め切り4切れ(約1/2本・60g)

鶏もも肉 ･････････････････60g

かたくり粉 ･････････････････適量

かまぼこ(薄切り) ･･･････････4枚

にんじん(5mm厚さの輪切りか
　　花形切り) ･･････････････4切れ

ほうれん草
　　(ゆでて2cm長さに切る) ･･･2株

A　┌ だし ･･････････ 1・1/2カップ
　　│ 塩 ････････････ 小さじ1/3
　　└ みりん ･･･････････ 小さじ1/2

しょうゆ ･････････････ 小さじ1/2

作り方

1 鶏肉は薄いそぎ切りにしてかたくり粉をまぶす。

2 にんじんはゆでる。

3 「やわらか福もち」はオーブントースターなどで焼く。

4 なべにAを入れて煮立て、1を加えて煮、しょうゆを加える。

5 器に4の鶏肉、かまぼこ、2、3、ほうれん草を盛り、熱い4の汁を張る。

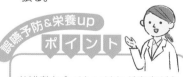

誤嚥予防&栄養up ポイント

お雑煮を食べたいけれど窒息が心配、という人は、介護食用に作られた粘りの少ないもちを使うと、リスクを減らせます。

メモ

介護食用のもちについて

粘りを少なく食べやすく加工した介護食用のもち製品には、右のようなものがあります。いずれもインターネットの通信販売や介護食品販売店などで入手できます。通信販売は、介護専門サイト(102ページ参照)のほか、一般の通信販売サイトでも扱っています。

「やわらか福もち」
　　キッセイ薬品工業(株)

「さっくりお餅」
　　　　(株)ふくなお

「そふまる」(ソフトもち)
　　名阪食品(株)

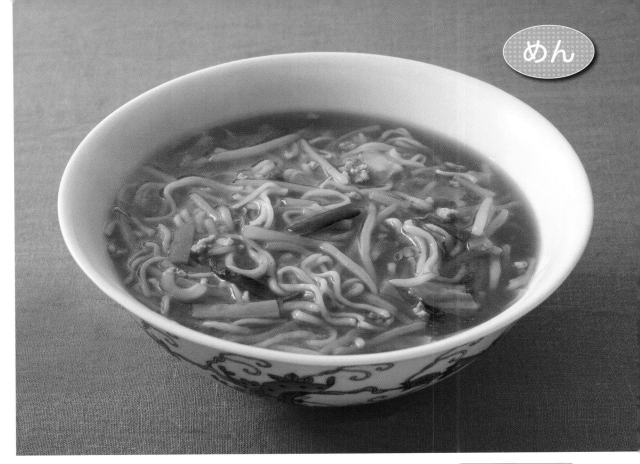

サンラータン

即席めんにひき肉とカット野菜をプラスして、手軽にごちそうめん。

1人分	エネルギー	554kcal
	たんぱく質	14.9g
	食塩相当量	3.7g

材料(1人分)

即席ラーメン(しょうゆ味・乾めん)‥‥1袋
豚ひき肉‥‥‥‥約大さじ1(20g)
カット野菜(いため物用)‥‥100g
水 ‥‥‥‥‥ 包装表示通りの分量
酢 ‥‥‥‥‥‥‥‥‥ 約大さじ1
かたくり粉(倍量の水でとく)‥ 小さじ2
ラー油 ‥‥‥‥‥‥‥‥‥‥少量

＊作りやすい1人分の分量です。
＊ひき肉のかわりにハムでも。

作り方

1 ラーメンのめんは袋のまま4つ割りにする。

2 カット野菜は食べやすく切り、耐熱皿に広げてラップをかけ、電子レンジ(600W)で2分加熱し、水けをきる。

3 なべに水を入れて煮立て、1のめん、ひき肉、2を入れて表示の時間通りに煮る。

4 添付のスープと酢を加えて混ぜ(酢の量は味をみながら調節を)、水どきかたくり粉でとろみをつけ、ラー油を落とす。

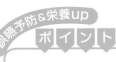

誤嚥予防&栄養up
ポイント

長いめんはすするときに汁を誤嚥しやすいので、めんは短くし、汁にはとろみをつけましょう。具だくさんにするとよく噛むようになるのでより誤嚥しにくくなり、栄養もおいしさも充実します。卵を加えるとより栄養アップになり、酸味がまろやかになりますよ。

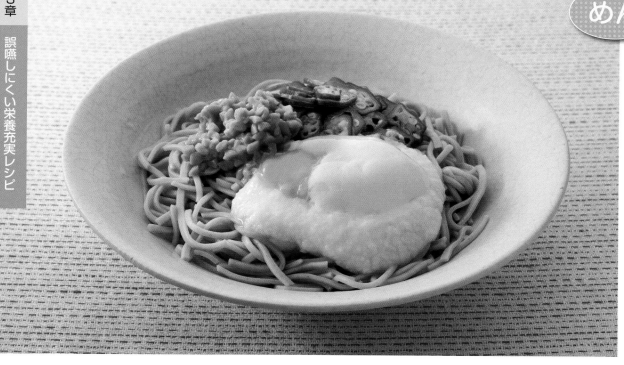

オクラ納豆温玉そば

パックのざるそば、とろろ芋、冷凍刻みオクラを使えば手間いらず。

1人分	エネルギー	460kcal
	たんぱく質	23.1g
	食塩相当量	2.5g

材料(1人分)

ざるそば(つゆつき) ・・・・・ 1パック
オクラ(冷凍刻みオクラでもよい) ・・・2本
ひきわり納豆 ・・・・・・・・1/2パック
温泉卵(市販品でも) ・・・・・・・・1個
長芋(パック入りとろろ芋でも) ・・・40g

＊作りやすい1人分の分量です。
＊温泉卵の作り方は53ページ参照。

作り方

1 そばは5～10cm長さに切って器に盛る。

2 オクラはさっとゆでて水にとり、薄い小口切りにする。長芋は皮をむいてすりおろす。

3 そばに2とひきわり納豆、温泉卵をのせ、つゆをかける。

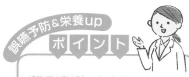

誤嚥予防&栄養up ポイント

ざるそばは勢いよくすすり込むことが多いため、誤嚥に注意が必要です。めんは5～10cmに切り、温泉卵などとろみのある具をのせてからめて食べるようにすると、すすり込みを防ぐことができます。

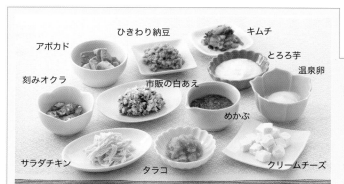

アボカド　ひきわり納豆　キムチ　とろろ芋　温泉卵　刻みオクラ　市販の白あえ　めかぶ　サラダチキン　タラコ　クリームチーズ

「具のせそば」を習慣にして栄養補給を！
誤嚥性肺炎の予防には栄養をしっかりとることが大事です。ざるそばなどは「めんだけ」にならないよう、複数の具をのせる習慣をつけましょう。左の例のほか、ゆでた野菜(冷凍食品利用でも)、缶詰の魚、ハムなど家にあるものを活用しましょう。

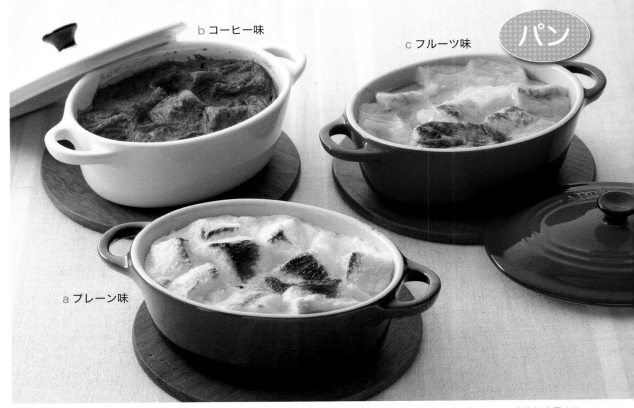

b コーヒー味

c フルーツ味

a プレーン味

a エネルギー 343kcal　たんぱく質 15.6g　食塩相当量 0.9g　　c エネルギー 297kcal　たんぱく質 10.5g　食塩相当量 0.7g
b エネルギー 291kcal　たんぱく質 13.8g　食塩相当量 0.9g　　　　　　　　　　　　　　　　　　栄養価は各 1 人分

パングラタン3種

味の変化はお好みで。おやつにもおすすめ。

a プレーン味

材料（1人分）

食パン（6枚切り・耳を除く）・・・1枚

A ┌ 卵 ・・・・・・・・・・・・・・・・・・・1個
　 │ 牛乳 ・・・・・・・・・・・・3/4カップ
　 └ 砂糖 ・・・・・・・・・・・・・大さじ1

グラニュー糖または砂糖 ・・・ 小さじ1〜2

＊作りやすい1人分の分量です。

メモ

スープ味のパングラタン
牛乳のかわりに市販のコーンスープやかぼちゃのポタージュなどを使い、砂糖は加えずに作るのもおすすめです。

作り方

1 食パンは約4cm角に切ってグラタン皿に入れる。

2 Aをよく混ぜ合わせて1にかけ、パンに液がしみるまでおく。

3 ラップをかけ、電子レンジ（600W）で2分加熱する。ラップを除いてグラニュー糖をかけ、オーブントースターで3分、軽く焦げ目がつくまで焼く。

b コーヒー味

プレーン味の牛乳と砂糖のかわりに、コーヒー牛乳を使う。

c フルーツ味

プレーン味の牛乳と砂糖のかわりに、りんごジュースなど好みのジュースを使い、上にははちみつ大さじ1/2をかけて焼く。

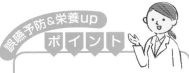

誤嚥予防&栄養up
ポイント

トーストがパサついて食べにくかったり、パンのかけらでむせたりする場合は、卵と牛乳を混ぜた液をかけて加熱すると、しっとりソフトで栄養豊かな主菜兼主食になります。

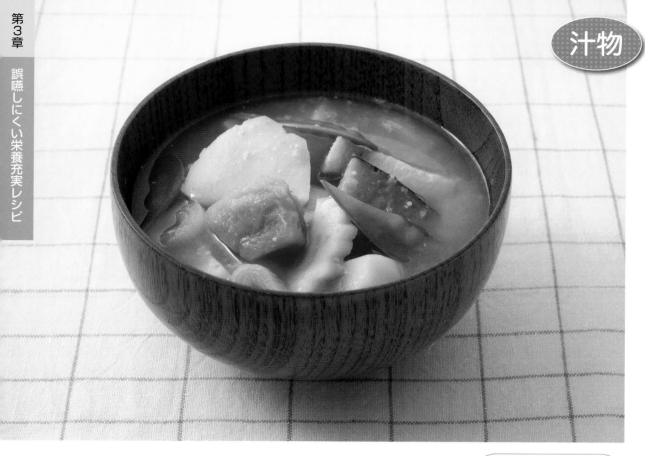

ほうとう風みそ汁

煮崩れかけたころが食べどき。自然なとろみがやさしい。

1人分	エネルギー	119kcal
	たんぱく質	5.0g
	食塩相当量	1.6g

材料(2人分)

かぼちゃ ・・・・・・・・・・・・・・・・・100g
里芋(皮をむく) ・・・・・・・・・・小2個
ねぎ ・・・・・・・・・・・・・・・・・・・・1/4本
油揚げ ・・・・・・・・・・・・・・・・・・1/2枚
なると ・・・・・・・・・・・・・・・・・・1/4本
さやえんどう ・・・・・・・・・・・・・4枚
A ┌ 水 ・・・・・・・・・・・・1・1/2カップ
  └ 顆粒和風だし ・・・・・小さじ1/2
みそ ・・・・・・・・・・・・・・・・・・ 大さじ1

＊里芋は冷凍を使う場合は半分に切ります。

作り方

1 かぼちゃと里芋は一口大に切る。ねぎは1cm幅の小口切りにする。

2 油揚げは熱湯をかけて短冊切りに、なるとは縦半分にして斜め薄切りにする。

3 さやえんどうは筋を除いてゆで、斜め半分に切る。

4 なべにAを入れて熱し、1と2を加えて中火弱で煮る。里芋が少し煮崩れるくらいになったらみそをとき入れ、3を加え、煮立ちかけたら火を消し、器に盛る。

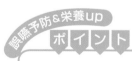

誤嚥予防&栄養up ポイント

里芋やかぼちゃは少し煮崩れるまで煮ると汁に自然なとろみがつき、ほかの具もまとまりがよくなります。冷凍里芋はとろみが出にくいので、できれば生の芋を使いましょう。じゃが芋でもとろみがつきます。

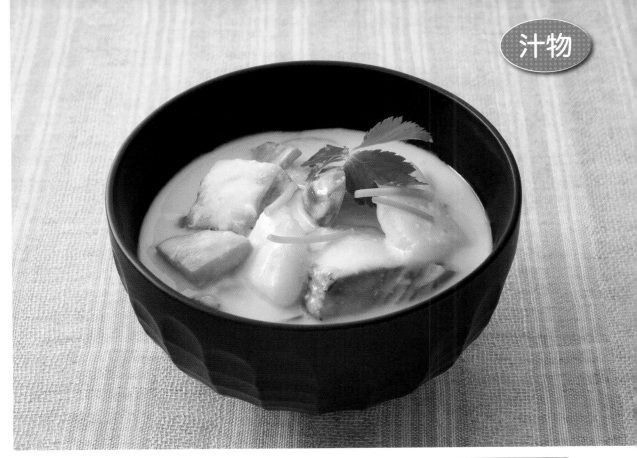

サケの粕汁

酒粕と具の滋味が体にしみわたる。魚も野菜も充実の一杯。

1人分	エネルギー	222kcal
	たんぱく質	16.3g
	食塩相当量	1.8g

材料（2人分）

甘塩ザケ ・・・・・・・・・・・・・・・・・・ 1 切れ
大根 ・・・・・・・・・・・・・・・・・・・・・・・・ 50g
にんじん ・・・・・・・・・・・・・・・・・ 1/4本
じゃが芋（皮をむく）・・・・・・・ 2/3個
しめじ ・・・・・・・・・・・・・・・・・ 1/4パック
酒粕 ・・・・・・・・・・・・・・・・・・・・・・・ 40g
湯 ・・・・・・・・・・・・・・・・・・・ 大さじ 2 弱
A ┌ 水 ・・・・・・・・・・・・・・・ 1 カップ強
　└ 顆粒だしのもと ・・・ 小さじ 1/2
B ┌ 西京みそ ・・・・・・・・・・ 大さじ 1
　│ （他のみその場合は大さじ 1/2）
　└ しょうゆ ・・・・・・・・・ 小さじ 1/2
豆乳（または牛乳）・・・・・・ 1/2カップ
三つ葉または小ねぎ ・・・・・・・・・ 少量

作り方

1 酒粕は分量の湯をかけてやわらかくする。サケは 4 つに切る。

2 大根、にんじん、じゃが芋は薄めのいちょう切りにし、しめじはほぐす。

3 なべにAと 2 を入れて火にかけ、沸騰後中火弱でやわらかくなるまで煮、サケを加えて火が通るまで 3〜4分煮る。

4 酒粕とBを煮汁でといて加え、豆乳を加えて温める。器に盛り、三つ葉をのせる。

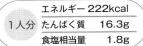

誤嚥予防&栄養up

ポイント

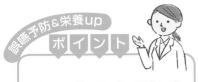

粕汁は、酒粕や具の芋、豆乳などによるとろみと風味が加わり、体も温まります。サケと豆乳でたんぱく質もとれて、おなかも満足の、主菜も兼ねる汁物です。

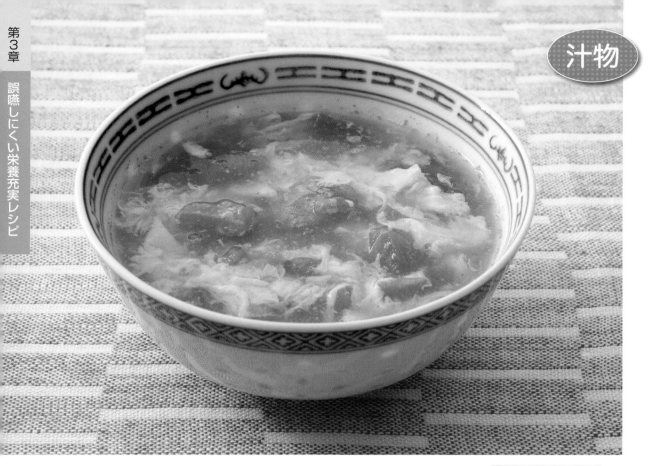

トマトと卵の中国風スープ

パパッと作れて栄養豊か。ほのかな酸味が食欲を刺激します。

1人分	エネルギー	66kcal
	たんぱく質	4.3g
	食塩相当量	1.5g

材料(2人分)

トマト ・・・・・・・・・・・・・・・・・・・1個
卵 ・・・・・・・・・・・・・・・・・・・・・・・1個
A
　水 ・・・・・・・・・・・1・1/2カップ
　顆粒鶏がらだし ・・・小さじ1/2
B
　塩 ・・・・・・・・・・・・・・・小さじ1/3
　こしょう ・・・・・・・・・・・・・少量
　しょうゆ ・・・・・・・・・小さじ1/2
かたくり粉(倍量の水でとく) ・・・小さじ1/2

作り方

1 トマトは皮を湯むきし(下のメモ参照)、一口大に切る。

2 なべにAを入れて煮立て、トマトを加えてさっと煮る。Bで調味し、水どきかたくり粉でとろみをつける。

3 卵をとき、煮立った2に流し入れ、ふわっと固まったら火を消して器に盛る。

メモ

トマトの皮のむき方
トマトはへたを除き、へたと反対側に十字の切り目を入れ、沸騰湯に30秒ほどつけてすぐ水にとり、皮をむきます(湯むき)。

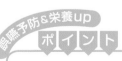
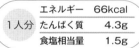

誤嚥予防&栄養up
ポイント

トマトには水溶性食物繊維の一種ペクチンが多く含まれ、煮るとうすいとろみがつきます。さらにかたくり粉でとろみを補うと、より誤嚥しにくくなります。ラーメンの汁にトマトと卵を加えるのもおすすめですよ。

くだもののとり方の注意

くだものは、口の中に水分（果汁）がいきなりジュワッと出てのどに流れ込み、誤嚥してしまうことがあります。
また、すっぱいもの、球形のもの、かたいものなど
それぞれにむせや誤嚥や窒息の心配があるので、工夫して食べましょう。

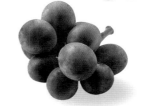

果汁が多いもの

●かんきつ類やメロン、すいかなど果汁が多いものは、一口の量を少なくしてゆっくり食べる。

●グレープフルーツやメロンなどは、一口大に切って甘味を加えたヨーグルトやクリームチーズ、ホイップクリームなどであえたり、市販のプリンやゼリーと混ぜたりするのも一案。

丸くつるっとしたもの

●ぶどうは実が球形で果汁が多いので、のどにつるっと入り込んでしまいやすく、中でも大粒のものは気管をふさぐおそれもある。皮をむき、半分か1/4にカットする。さくらんぼ、ライチも同様に注意を。

かたいもの

●りんごは、噛む力が弱ってきたり義歯が合わなかったりすると噛みにくく、かけらを誤嚥する要因にも。砂糖を加えてコンポートにするとやわらかくなる。

●かたいくだものを食べにくい人は、缶詰のシロップ煮を利用するのもよい。

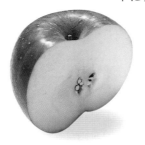

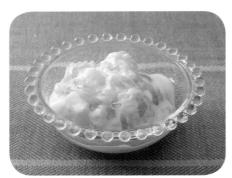

グレープフルーツのはちみつヨーグルトあえ

すっぱいもの

●かんきつ類など酸味が強いものはむせやすいので、はちみつや砂糖をかけたり、甘味を加えたヨーグルトなどであえたりするとよい。

◆くだものは全般によく熟してほどよいやわらかさになったものを食べる。

りんごのレンジコンポート

思い立ったらすぐ作れて、やさしい歯ざわりに。

くだもの

材料（2人分）

りんご ・・・・・・・・・・・・・・・・・・ 1/2個
水 ・・・・・・・・・・・・・・・・・・・ 大さじ4
砂糖 ・・・・・・・・・・・・・・・・・ 小さじ2

作り方

1 りんごは皮をむいて2cm角に切り、耐熱容器に入れ、水と砂糖を加えて混ぜる。
2 ラップをかけ、電子レンジ（600Wで約4分加熱する）。

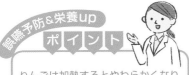

誤嚥予防&栄養up ポイント

りんごは加熱するとやわらかくなりますが、歯触りが少し残るくらいにとどめたほうがよく噛んで味わえます。

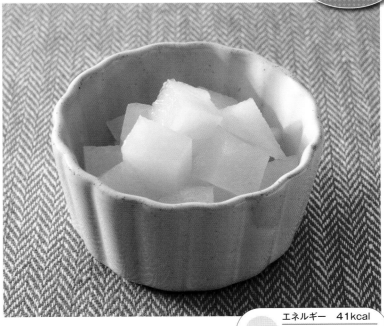

1人分	エネルギー	41kcal
	たんぱく質	0.1g
	食塩相当量	0.0g

甘酒フルーツポンチ

たんぱく質やビタミンがとれて整腸作用も！

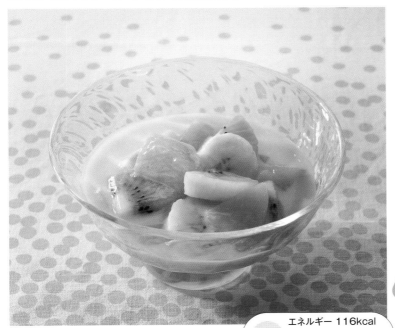

材料（2人分）

キウイフルーツ ・・・・・・・・・・・ 1/2個
バナナ ・・・・・・・・・・・・・・・・・・ 1/2本
黄桃(缶詰) ・・・・・・ 4つ割り1切れ
A ┌ 甘酒ドリンク ・・・1本(125ml)
　└ 豆乳または牛乳・・・・1/4カップ

作り方

1 Aはボールに混ぜ合わせる。
2 キウイ、バナナ、黄桃は一口大に切って1につける。バナナはすぐつけることで変色を防げる。冷蔵庫で冷やすとよりおいしい。

誤嚥予防&栄養up ポイント

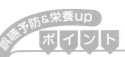

少しかためのくだものも、甘酒に漬けておくと、やわらかくとろっとした食感になります。

1人分	エネルギー	116kcal
	たんぱく質	2.5g
	食塩相当量	0.2g

やわらか焼き芋

焼き芋が、ひと手間で
しっとりやさしい和菓子に。

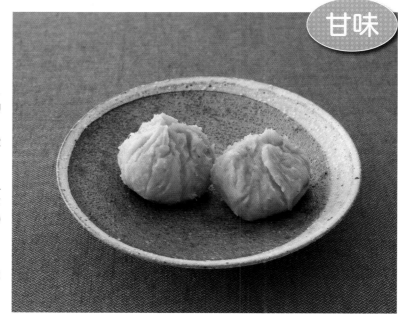

材料（1人分）

焼き芋 ･････････････････ 80g

A
- 牛乳 ･･････････････ 大さじ2
- バター ･････････････ 小さじ1/2
- 砂糖 ･･････････････ 小さじ1

作り方

1 焼き芋は皮をむき、耐熱皿にのせ
てラップをかけ、電子レンジ（600
W）で1分加熱する。

2 熱いうちにフォークでつぶし、A
を加えて混ぜる。ラップで1/2
量ずつ包んで茶巾絞りにする。

誤嚥予防&栄養up
ポイント

ホクホクした焼き芋はのどに詰まりやすいので、つ
ぶして牛乳などを加えてしっとりさせましょう。

1人分	エネルギー	177kcal
	たんぱく質	2.1g
	食塩相当量	0.1g

やわらかおはぎ

ごはんもあんも冷凍しておけば
いつでも作れます。

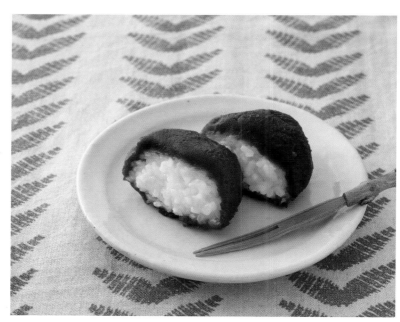

材料（2個分）

やわらかいごはん（37ページ）･･80g
こしあん ･･･････････････ 80g

作り方

1 ごはんは温め、軽くつぶすよう
にして少し粘りを出す。2等分
にして楕円形にまとめる。

2 ラップにこしあんの半量をのせ
て平らに広げ、1を1つのせ、
形よく包む。もう1つも同様に
して作る。

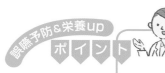

誤嚥予防&栄養up
ポイント

市販のおはぎは粘りが強いことがあります。やわら
かいごはんで作ると、のどにつかえるリスクを減ら
せます。少しずつ食べましょう。

1個分	エネルギー	116kcal
	たんぱく質	4.7g
	食塩相当量	0.0g

市販食品活用
やわらかクイックレシピ

高齢になると、だれしも買い物や調理が
体力的にきつくなることが増えてきます。
そんなときのために、
市販の総菜やレトルト食品、缶詰などを活用した、
パパッと作れて栄養もしっかりとれる料理をご紹介します。

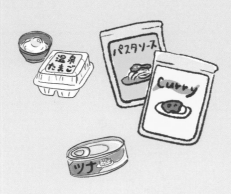

第4章

★ここで紹介している料理は、食べる機能（摂食嚥下機能）の低下がまだ軽い、初期の人を対象としています。12〜13ページで気になる症状が複数ある場合は、専門医に診てもらい、どのような食事の形態が適切か、指導を受けてください。

ミートソースドリア

パスタソースで残りごはんがおしゃれドリアに早変わり。

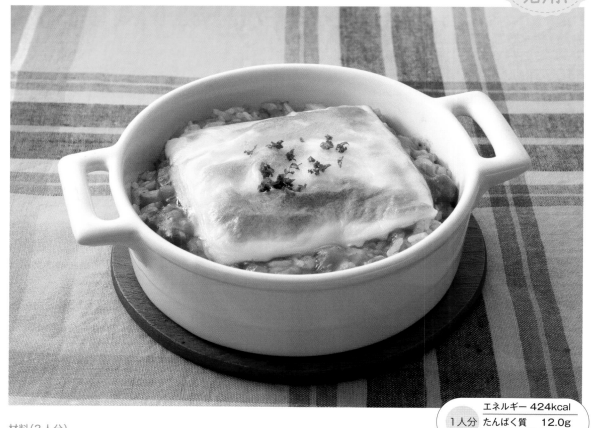

	エネルギー	424kcal
1人分	たんぱく質	12.0g
	食塩相当量	2.2g

材料(2人分)

ごはん ・・・・・・・・・・・・・・・・・・・・・・・・・・・茶碗に2杯
ミートソース(パスタソースのレトルト食品) ・1食分
とろけるタイプのスライスチーズ ・・・・・・・・・ 2枚
パセリのみじん切り(あれば) ・・・・・・・・・・・・・ 少量

作り方

1 ごはんは冷えていれば電子レンジで温め、ミート
　 ソースをかけて混ぜ合わせる。2つの耐熱容器に
　 入れ、スライスチーズをのせる。

2 オーブントースターか魚焼きグリルに入れ、温
　 まってチーズが色よく焼けるまで加熱する。パセ
　 リをふる。

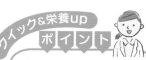

クイック&栄養up ポイント

パスタソースはごはんやう
どんにからめてもよく合い、
なめらかさとコクをプラス
してくれます。ひき肉入り
のソースとチーズで、エネ
ルギーやたんぱく質、カル
シウムもとれる一皿です。

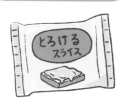

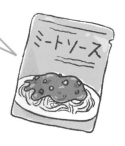

サバトマトカレーライス

サバとトマトでうま味満点。フライパンでも電子レンジでも作れます。

市販食品
活用!

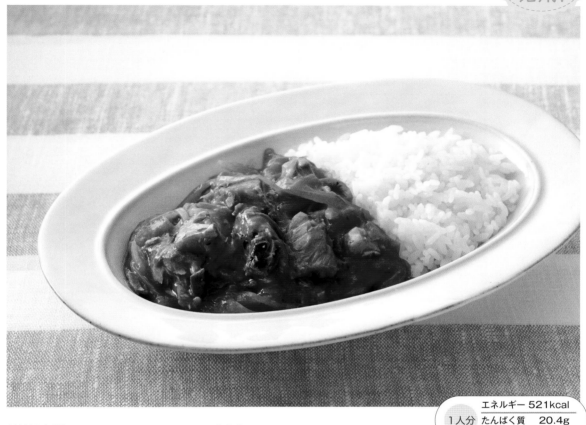

1人分	エネルギー	521kcal
	たんぱく質	20.4g
	食塩相当量	2.8g

材料(2人分)

玉ねぎ ・・・・・・・・・・・・・・・・・・・・ 1/2個

サバ水煮(缶詰)(汁をきる)
・・・・・・・・・・・・・ 1缶(固形量140g)

カレー粉 ・・・・・・・・・・・・・・・・・ 小さじ1

ナポリタンソース(パスタソースの
レトルト食品) ・・・・・・・・・・・・ 1食分

オリーブ油またはサラダ油 ・・小さじ1

塩・こしょう ・・・・・・・・・・・・・・・各少量

温かいごはん ・・・・・・・・・ 茶碗に2杯

作り方

1 玉ねぎは薄切りにする。フライパン
に油を熱して玉ねぎをしんなりとい
ため、サバとカレー粉を加えて身を
崩しすぎないようにいためる。

2 ナポリタンソースを加えて2〜3
分煮込み、味をみて必要なら塩とこ
しょうで調味する。

3 器にごはんを盛り、2をかける。

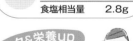
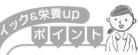

クイック&栄養up
ポイント

魚介の缶詰は手軽でやわら
かくて栄養豊富。食べる機
能が低下ぎみの人には心強
い食品です。洋風ソースと
合わせると魚のくせが抑え
られ、とろみもつきます。
青魚でDHA、トマトでリ
コピンもたっぷりとれる一
皿です。

★カレーは電子レンジでも作れます。耐熱容器
に玉ねぎと油を入れてラップなしで電子レン
ジ(500Wまたは600W)で1分半〜2分加熱
し、ナポリタンソースとカレー粉を加えて混
ぜ、サバをのせ、ラップをして3分ほど加熱
します。

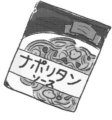

牛すき焼き煮うどん

肉の買いおきがなくても、レトルト総菜があればOK！

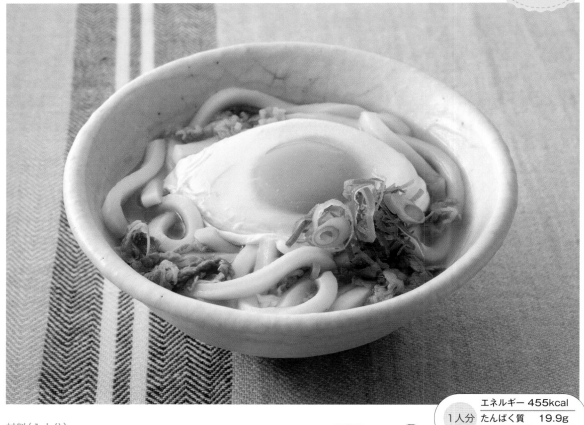

1人分	エネルギー	455kcal
	たんぱく質	19.9g
	食塩相当量	2.7g

材料（1人分）

ゆでうどん ・・・・・・・・・・・・・・・・・・・・・・・・・・・・・・ 1袋
牛丼の具（レトルト食品）・・・・・・・・・・・・・・・・ 1食分
卵 ・・・・・・・・・・・・・・・・・・・・・・・・・・・・・・・・・・・・・・ 1個
湯 ・・・・・・・・・・・・・・・・・・・・・・・・・・・・・・・・・・・ 1カップ
めんつゆ（2倍希釈）・・・・・・・・・・・・・・・・・約大さじ1
刻みねぎ（冷凍品などでも・あれば）・・・・・・・ 少量

＊作りやすい1人分の分量です。

作り方

1 うどんは十字に切る。なべに分量の湯を沸かし、うどんと牛丼の具を入れて2〜3分煮込む。

2 めんつゆで味を調え、卵を割り落とし、ふたをして卵が半熟状になるまで煮る。

3 器に盛り、あればねぎをのせる。

クイック＆栄養up ポイント

具が質素になりがちなうどんやそばは、牛丼の具などと卵を組み合わせるとたんぱく質量もボリュームもアップします。卵は半熟にしてめんにからめましょう。

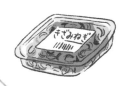

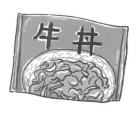

豆腐の中華あんかけ

歯の具合がよくないときにもうれしい一品。

市販食品
活用！

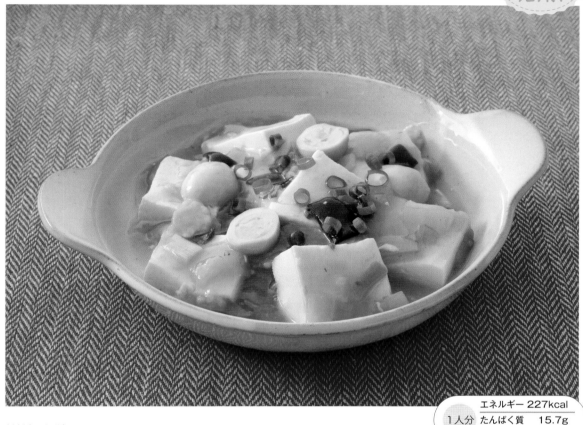

1人分	エネルギー	227kcal
	たんぱく質	15.7g
	食塩相当量	1.9g

材料(1人分)

もめん豆腐 ・・・・・・・・・・・・・・・・・・ 1/2丁(150g)
中華丼の具(レトルト食品)・・・・・・・・・・・・ 1食分
小ねぎの小口切り(あれば)・・・・・・・・・・・・・・少量

＊作りやすい1人分の分量です。

作り方

1 豆腐はキッチンペーパーに包んで耐熱皿にのせ、電子レンジ(600W)で2分加熱し、水きりする。

2 耐熱性の深さのある器に、食べやすい大きさに切った豆腐を入れて中華丼の具をかける。ラップをふわりとかけ、約3分加熱する。そっと混ぜ、うずら卵があれば半分に切り、再びラップをかけてしばらくおいて味をなじませ、小ねぎを散らす。

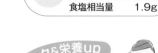

クイック&栄養up
ポイント

中華丼や親子丼、牛丼などのレトルト食品は、豆腐や生揚げにかけて電子レンジで温めるだけで、ボリュームある経済的で栄養豊かな主菜になります。

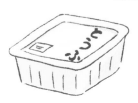

焼き鶏とろろ丼

市販のとろろ芋と温泉卵は、まとめ役の心強い助っ人。

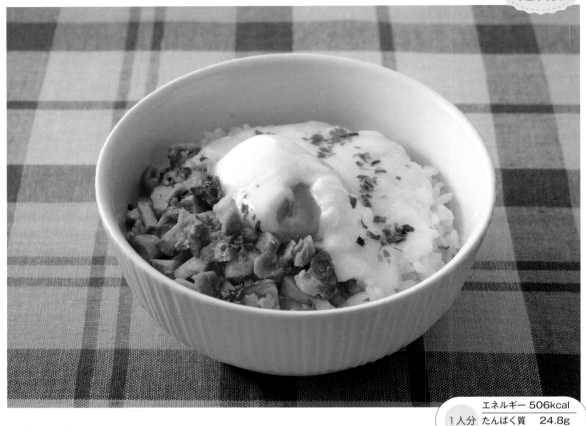

1人分	エネルギー	506kcal
	たんぱく質	24.8g
	食塩相当量	1.2g

材料(1人分)

焼き鶏(もも肉)(市販品) ・・・・・・・・・・・・・・・ 串2本
温かいごはん ・・・・・・・・・・・・・・・・・・・ 茶碗1杯
とろろ芋(冷凍や冷蔵の市販品)・・・ 1パック(40g)
温泉卵(市販品) ・・・・・・・・・・・・・・・・・・・・・ 1個
めんつゆ(2倍濃縮) ・・・・・・・・・・・・・・・ 大さじ1/2
青のり(あれば) ・・・・・・・・・・・・・・・・・・・・ 少量

＊作りやすい1人分の分量です。

作り方

1 焼き鶏は串からはずして粗く刻み、耐熱皿に広げ
てラップをかけ、電子レンジ(600W)で1分〜1
分半温める。

2 器にごはんを盛り、1、とろろ芋、温泉卵をのせ、
めんつゆをかけて青のりをふる。

クイック&栄養up
ポイント

焼き鶏は身がかたく締まり
やすいので、噛む力が弱っ
てきたら要注意。刻んで温
め、とろみのあるものとあ
えたり、卵とじにしたり、
ごはんに混ぜたりしてみま
しょう。

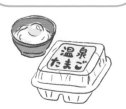

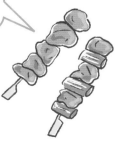

鶏から揚げの
ヤンニョムチキン風

市販食品活用！

甘酸っぱさとしっとり食感に食欲増進。

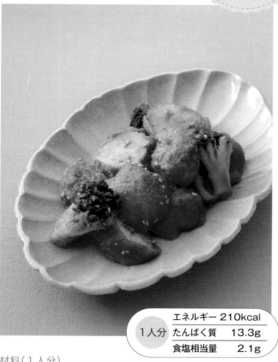

1人分	エネルギー	210kcal
	たんぱく質	13.3g
	食塩相当量	2.1g

材料（1人分）

鶏のから揚げ（市販品）‥‥‥‥‥‥‥‥‥小4個
ブロッコリー（冷凍）‥‥‥‥‥‥‥‥‥2〜3房
A ┌ トマトケチャップ ‥‥‥‥‥‥‥‥小さじ2
　├ ポン酢しょうゆ‥‥‥‥‥‥‥‥‥‥小さじ1
　├ いり白ごま ‥‥‥‥‥‥‥‥‥‥‥‥少量
　└ 一味とうがらし ‥‥‥‥‥‥‥‥‥‥少量

作り方

1 から揚げは食べやすい大きさに切り、さめていれば電子レンジで温める。ブロッコリーはゆでる。
2 ボールにAを入れて混ぜ、1を加えてあえる。

鶏から揚げの
おろしポン酢かけ

市販食品活用！

さっぱり味がうれしい。

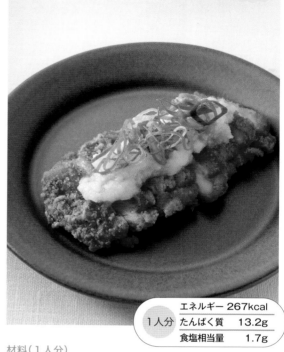

1人分	エネルギー	267kcal
	たんぱく質	13.2g
	食塩相当量	1.7g

材料（1人分）

鶏のから揚げ（市販品）‥‥‥‥‥‥‥大1個（80g）
おろし大根（市販冷蔵品でも）‥‥‥‥‥‥大さじ2
ポン酢しょうゆ ‥‥‥‥‥‥‥‥‥‥‥‥小さじ1
小ねぎの小口切り（冷凍など・あれば）‥‥‥‥少量

作り方

1 から揚げは食べやすい幅のそぎ切りにし、さめていれば電子レンジで温める。
2 器に盛り、おろし大根をのせ、ポン酢しょうゆをかけてねぎをのせる。

＊どちらも作りやすい1人分の分量です。

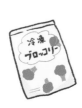   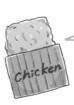

クイック＆栄養up ポイント

表面がかたい鶏のから揚げやカツは、おろし大根とポン酢しょうゆをかけたり甘酢味をからめたりすると、しっとりして、酸味で食が進みます。

きんぴらツナごはん

ひじきや切り干し大根の煮物でもお試しを。

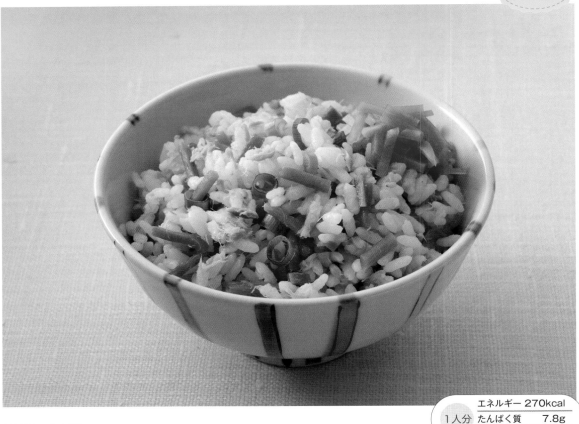

1人分	エネルギー	270kcal
	たんぱく質	7.8g
	食塩相当量	0.6g

材料(2〜3人分)

温かいごはん ・・・・・・・・・・・・・・・・・・・・・茶碗2杯
きんぴらごぼう(市販品) ・・・・・・・・・・・・・・・70g
ツナ(油漬け缶詰) ・・・・・・・・・・・・・・・・・・小1缶
小ねぎの小口切り ・・・・・・・・・・・・・・・・・・・少量
紅しょうが ・・・・・・・・・・・・・・・・・・・・・・・少量

作り方

1 きんぴらごぼうは約1cm長さに切る。ツナは油を軽くきる。

2 ごはんに1と小ねぎを加えて混ぜ合わせ、器に盛り、紅しょうがをのせる。

クイック&栄養up ポイント

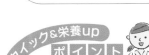

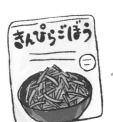

口の中でばらけやすいきんぴらごぼうは、刻んでごはんに混ぜるとまとまりがよくなります。ツナも加えて栄養アップを。

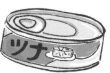

ひじきのクリームチーズあえ

いつもの総菜がクリーミーでおしゃれな味に大変身。

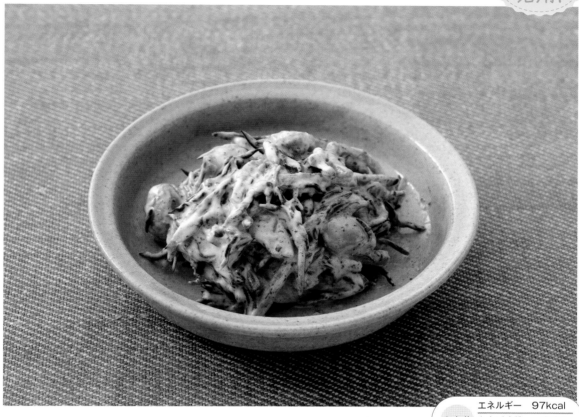

1人分	エネルギー	97kcal
	たんぱく質	3.3g
	食塩相当量	0.6g

材料（2人分）

ひじきの煮物（市販品） ･･････････････････70g
クリームチーズ ･････････キューブ2個（36g）
牛乳 ････････････････････････････小さじ1

作り方

1 クリームチーズを耐熱ボールに入れ、ラップをかけて電子レンジ（600W）で20秒加熱し、牛乳を加えてなめらかになるまで混ぜ合わせる。

2 1にひじきの煮物を加えてあえる。

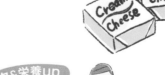

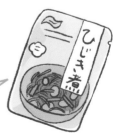

クイック&栄養upポイント

クリームチーズは、ひじきのようなパラパラしたものを包み込むようにしっかりとまとめてくれます。風味が穏やかなので和の総菜ともよく合います。

お酒のつまみ＆おやつのとり方の注意

お酒のおつまみやお菓子の中にも誤嚥につながりやすいものが思いのほか多くあります。
気をつけたい点を頭に入れておきましょう。

■ 要注意のもの
■ おすすめのもの

酒のつまみ

★アルコールが入ると、のどの筋力も注意力も低下しやすくなるので、飲みすぎにも気をつけましょう。

● **するめ**や**さきイカ**は水や酒を多めにふってラップをし、電子レンジで温め、しばらくおくといくぶんやわらかに。小さく切ってよく噛む。**チーズたら**のようなソフトなものを選ぶのが無難。

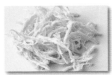

● **チーズ**、**ハム**、**豆腐**、**はんぺん**などは、やわらかくてたんぱく質などもとれておすすめ。トマト、ゆでたブロッコリーなどの野菜と組み合わせると、栄養バランスがアップ。

 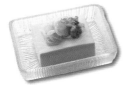

● **ナッツ**や**枝豆**などは、不意に飲み込んで窒息したり、かけらがのどに入り込んだりしやすいので注意。枝豆はやわらかくゆでる。枝豆もナッツも軽くたたいてクリームチーズなどであえると、食べやすくなり、栄養も充実！

 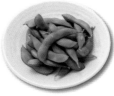

● **焼き鶏**は、温かいうちに肉を串からはずして食べる。さめるとかたくなる。**レバー**や**つくね**は比較的やわらかい。

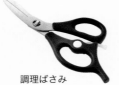

みそこし〈こす〉

みそには粒の粗いものがあるので、みそ汁を作るときは、みそを**みそこし**でこしてだしに加えると安心です。茶碗蒸しの卵液や芋などを裏ごししたりするのにも使えます。少量のものは茶こしを利用しても。

調理ばさみ

調理ばさみ〈カットする〉

めんの長さを切りたいときや、できた料理の肉や野菜を小さくしたいときには、**調理ばさみ**が便利です。また、外食の際に携帯すると、店に頼まなくても自由にカットできます。携帯用には小ぶりのはさみが、さりげなく使えて便利です。

噛まなくてもよい料理が作りたいときは……

ミキサーはポタージュのように水分が多いものを撹拌するのに向き、なめらかに仕上がります。**フードプロセッサー**は玉ねぎや肉など水分が少ないものの粉砕にも向き、仕上りは粒が残ります。いずれも１〜２人用の小型の機器も販売されています。**バー式ミキサー**も少量を撹拌するのに便利です。

おやつ

★お菓子は、<u>必ずお茶などの水分と交互に食べるようにしましょう。</u>

●大福もちなどの**もち菓子**、**団子**などはのどに詰まりやすく、**もなか**は皮が上あごやのどの奥に貼りつくことがある。いずれも小さく切って少しずつ食べる。飲み込む力が落ちていると感じる人は、食べないほうが安全。

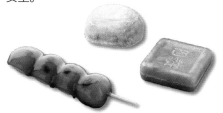

●せんべいや**クッキー**、**ビスケット**などは、かけらを誤嚥しやすいので、大きいまま口に入れずに一口大に割ってよく噛んで食べる。

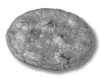

●**カステラ**や**パウンドケーキ**などは、口の中の水分が奪われてもさつき、のどに詰まることがある。牛乳や紅茶に浸したり、ホイップクリームをからめたりすると食べやすくなる。

●比較的水分の多い**プリン**、**ゼリー**、**ヨーグルト**、クリームを使った**生ケーキ**、**蒸しまんじゅう**、**水ようかん**などはのどを通りやすく、おすすめ。

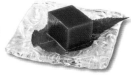

●**菓子パン**や**肉まん**はほおばるとのどに詰まる危険があるので一口ずつ食べる。パンの中では**クリームパン**はなめらかで食べやすい。パンがパサついてきたら、袋かラップに包んで電子レンジ（500Wまたは600W）で1個につき10〜20秒温めるとしっとりする。加熱しすぎるとかたくなるので注意を。

＊**焼き芋**や**ふかし芋**はのどに詰まりやすいので、90ページのようにひと工夫を。

あると助かる調理器具

噛む力や飲み込む力が弱くなってくると、肉をたたいたり、小さく切ったり、煮たものをつぶしたりと、ちょっとしたひと手間が必要になります。そんなときにあると便利な調理小物などをご紹介します。

★印の器具は100円ショップでも入手できます（写真の製品）。

マッシャー〈芋、豆などを**つぶす**〉

ゆでた芋、豆腐などをつぶしてなめらかにしたいときに、**マッシャー**を使うと、あまり力を使わなくても手早くつぶすことができます。

肉たたきやめん棒〈肉などを**たたく**〉

厚みのある肉や赤身のかたい肉をたたいてやわらかくしたいとき、**肉たたき**を使うと手軽にできます。また、**めん棒**やすりこ木も使えます。

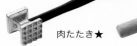

マッシャー★　　肉たたき★　　めん棒★

食事をサポートする介護食品

　毎日、誤嚥しないようにやわらかい食事を作ることが大変になってきたら、介護食用に開発された調理ずみ食品を利用してみるのもよいでしょう。レトルト食品や冷凍食品などさまざまな形態の食品があります。通信販売で入手できるほか、大手薬局や介護食品・用品販売店の店頭におかれているものもあります。通信販売のパンフレットやカタログは、医療機関でおいているところもあります。栄養相談室がある場合は、そこで聞いてみるとよいでしょう。

★市販の介護食品の多くには、日本介護食品協議会の定めた、やわらかさの基準(UDF＊基準)として、「容易にかめる・歯ぐきでつぶせる・舌でつぶせる・かまなくてよい」が、下記のマークで表示されています。各人の食べる機能（摂食嚥下機能）の状態に合わせて、選びやすいようにつけられたものです。購入の際は、参考にするとよいでしょう。

＊UDFはユニバーサルデザインフードの略語。

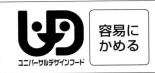
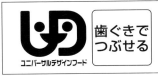
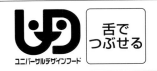
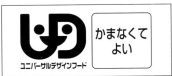

介護用食品のとり扱い先（一例）

(株)ヘルシーネットワーク

介護食品（とろみ調整食品・やわらか食品など）や栄養補助食品（ゼリー・飲み物など）を総合的にとり扱い、通信販売している。カタログもある。

問い合わせ先（お客様相談窓口）
フリーダイヤル☎0120-680-357
受付：月〜金　9〜17時（土日・祝日・年末年始は休業日）
https://www.healthynetwork.co.jp/

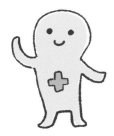

誤嚥性肺炎の予防に関して気になることQ&A

回答者

Q&A1～5
菊谷 武
（日本歯科大学教授　同大学口腔リハビリテーション多摩クリニック　院長）

Q&A6～10
尾関麻衣子
（日本歯科大学口腔リハビリテーション多摩クリニック　摂食嚥下リハビリテーション栄養専門管理栄養士）

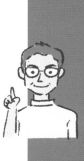

Q1

70代後半の夫はこの頃、むせることが多くなりましたが、食べる力を落とさないためには食べることが大事だ、訓練だと言って、若い頃と同じように肉でもなんでもガツガツ食べています。

そのほうが、食べる力が落ちなくてよいのでしょうか？

A1

むせているということは、食べる機能の低下がみられているということです。

70代後半は、年齢的にも機能の低下が起きやすい時期でもあります。

食べることでむせないように訓練をしよう、なんでも食べることが誤嚥を防ぐためのいちばんのリハビリだ、と思っている人は多いようです。しかし、機能の低下を無視した食べ方をしていると、誤嚥や窒息を招くおそれがあるので、断じてすすめられません。

食べる機能の訓練は、体操など、食べ物を用いない方法で行うことが安全です。29～30ページにご紹介しているような体操を日々実践してください。

Q2

最近、親の食べ方を見ていると、むせや食べこぼしなどがひどくなり、誤嚥しないかと心配になってきました。診てもらおうとしたらどういう医療機関のなんという科に行けばよいでしょうか？

A2

摂食嚥下機能を専門に診てくれる科は、地域によって異なります。まずは内科または歯科のかかりつけの医師に症状を伝えて、相談してみてください。そこで対応できない場合は、その地域で専門的に診てくれる医療機関を、紹介してもらうとよいでしょう。

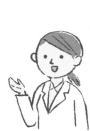

Q3

もしも誤嚥性肺炎になった場合、必ず入院しなければなりませんか。どのような治療を受けるのですか。また、知人から、「食事が禁止されて水も飲めない」と聞きましたが、本当ですか？

A3

入院するかどうかは症状によって異なり、体のダメージの具合が大きい場合は入院が必要になります。治療には肺炎を起こした細菌に対する抗菌剤などの投与が必要です。抗菌剤などの点滴投与が必要な場合には、気道内物質の吸引が必要となる場合が多いことから、入院が必要となります。食事が禁止されるかどうかは、患者さんの飲み込みの機能や肺炎の重症度によっても異なります。

Q4

父が誤嚥性肺炎で入院となってしまい

A4

ました。一度かかると再発しやすいと聞きますが、退院後にどんなことに気をつけたらよいですか？

まず、しっかり栄養をとること、また、口腔ケアを怠らないことが重要です。食事の注意は、症状により病院から指導がありますから、それに従ってください。口腔ケアについては22〜27ページも参考にしてください。

摂食嚥下機能を落とさないための訓練については専門医の指導が必要です。嚥下障害がどの程度進行しているのか、どのような訓練が適しているのかなどについて、入院していた医療機関または地域の専門医に診てもらってください。

Q5

舌に白いものがつくようになったら、誤嚥や誤嚥性肺炎に気をつけたほうがよいと聞きましたが、本当ですか？　舌に

白いものがついている場合、どんな手入れをしたら防げますか？

A5

舌の上に付着する白い苔状のものを舌苔(ぜっ)といい、食べ物の残りかすや細菌、カビの一種（カンジダ菌）などによるものです。健康な人は、食べたり会話をしたりすることで舌の汚れは自然にとれてしまうため、舌苔がつくことはほとんどありません。しかし、食べる機能が低下し、唾液の量が減ってきたりすると、口の中の粘膜に食べかすが残りやすく、舌苔がつきやすくなります。

舌に白いものがついているから誤嚥性肺炎になりやすいというよりも、白いものがつくほど口の中の機能が低下してきている、と考えたほうがよいでしょう。放っておくと、誤嚥性肺炎を起こすリスクが高くなります。

舌の手入れをするとともに、食べる機能の低下について専門医に診てもらいましょう。

舌苔はこすると簡単にとり除くことができますが、強くこすると舌を傷つけてしまいます。

舌専用のブラシ(舌ブラシ)が市販されているので、それを使って、湿らせた舌をやさしく奥から手前にこすります。使用後は口をすすぎます。毎日1回、歯みがきの際に行うとよいでしょう。

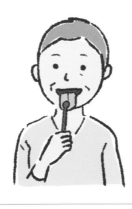

Q6

「液体にはとろみ調整食品を入れてとろみをつけたほうがよい」と医師に言われましたが、飲み物だけにとろみをつければよいのでしょうか?

A6

飲み物だけでなく、汁物や煮物の煮汁などにもとろみをつけましょう。とろみの程度は医師の指示に従ってください。とろみ調整食品でのとろみのつけ方は、38ページを参照してください。

とろみのつき具合は、液体の種類やとろみ調整食品の種類によって多少異なります。一般に、水やお茶にはとろみがつきやすいのですが、牛乳や濃厚流動食、ジュース、みそ汁やスープのような塩分を含む汁物は、とろみがつくまでに時間がかかります。とろみ調整食品を加えて混ぜ、3〜5分後にかき混ぜてみてまだとろみがついていない場合は、もう7〜10分ほどどおくとよいでしょう。

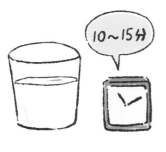

10〜15分

こうしたとろみのつきにくい飲み物は、とろみがつくまでに10〜15分かかることをあらかじめ心積もりして、飲みたい時間から逆算して作るようにしましょう。

Q7

とろみ調整食品は、料理のとろみづけ(あんかけのあんなど)にも使えますか?

A7

とろみ調整食品は、料理のとろみづけ(あんかけのあんなど)にも使えます。とろみ調整食品の利点は、かたくり粉などのように加熱しなくても、とろみがつけられることです。たとえば、冷たいそばのつゆなどにもとろみをつけることができますから、便利です。また、かたくり粉でつけたとろみは、食べている間に混ざる唾液中の成分によりでんぷんが分解され、水っぽくなってしまいますが、とろみ調整食品の場合は、その心配もありません。

Q8

毎日いろいろな薬をのんでいますが、この頃、錠剤も粉薬もちょっとのみづらくなってきました。のみやすくする工夫はありますか?

A8

錠剤を水といっしょにのんでものどに残る感じがある場合は、かかりつけの医師や薬局の薬剤師に相談してください。薬の種類によっては錠剤の形を変更できる場合があります。また、服薬するタイミングが厳密に決められていないものなら、食事の途中で飲んでみるのもよいでしょう。ごはんやおかずといっしょならのみ込めるかもしれません。

粉薬は、市販の服薬用ゼリーにからめてスプーンで服用してみましょう。錠剤も服薬用ゼリーでのみやすくなる場合もあります。

いずれにしても、医師や薬剤師によく相談しましょう。

Q9

三世帯同居家族です。義父がだんだんかたいものが食べづらくなってきたようです。食べ盛りの子どもたちの食事と義父の食事を別々に作るのはとても大変です。なにかよい知恵はないでしょうか。

A9

ごはんをやわらかくしたい場合、水を加えてラップをかけて電子レンジで加熱すると手軽です。37ページのように、やわらかいごはんやおかゆを多めに炊いて冷凍しておくのも便利です。

おかずは、家族用に作ったものを小ぶりに切ったり刻んだりするだけでも、噛むための負担を軽減できます。葉物野菜なら葉先の部分だけを盛るなど、同じ食材でもやわらかい部分をお義父様用にするのも手です。

また、お義父様とお子さんたち両方に喜ばれそうな料理を、1品でもとり入れてみてはいかがでしょう。たとえば、オムレツ、コーンスープ、麻婆豆腐、豆腐ハンバーグ、カレー、シューマイ、クリームシチューや中華丼、ポキ丼などは、ご高齢のかたにもお子さんにも人気があるようです。時間のないときは市販品も利用して手間を省きましょう。

ときには市販の介護用調理済み食品を利用するのもよいでしょう。レトルト食品をはじめいろいろな種類の商品があります。献立の中に1品入れてみるだけでも、調理の負担が軽減されます。(介護食食品については、102ページをごらんください。)

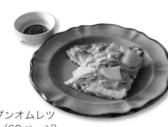

ポキ丼(57ページ)　　オープンオムレツ(62ページ)

106

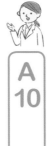

Q 10

母の誤嚥が心配で料理に工夫をしていますが、この頃食べ方が遅くなって30分以上かかっても食べ残しています。時間がたつとあんかけ料理なども水っぽくなりますし、栄養不足も心配です。

A 10

食事時間が長くかかる原因にはいくつか考えられます。食べ方の様子によって対処法も変わります。以下はおもな様子とその場合の対策の一例ですので、参考にしてください。

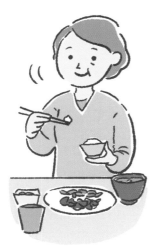

1. いつまでも噛んでいて飲み込むまでに時間がかかる。

（対策）料理をやわらかくする、一口量を小さくする、まとまりをよくする。

2. 食事の途中でむせこんでしまう。

（対策）飲み物や汁物、煮汁にとろみ調整食品でとろみをつける（とろみ調整食品でつけたとろみは時間をおいても水っぽくならない）。料理をしっとりやわらかくし、一口量を小さくする。

3. おかゆを長い時間をかけて食べる。

（対策）長く食べていると、茶碗のおかゆに唾液中のでんぷん分解酵素アミラーゼが混ざり、でんぷんが分解されて水っぽくなる。その場合は、とろみ調整食品を少し加えて混ぜると、まとまりがつき、食べやすくなり、誤嚥もしにくくなる。

4. 食べる動作がおそい。食べこぼす。

（対策）箸が使いづらくなっている場合、スプーンやフォークに替え、料理は深めの器に入れると適量をすくいやすい。姿勢が悪い場合もある。28ペー

ジのような正しい姿勢になるようテーブルの高さなどを工夫する。

5. 食欲がない。

（対策）盛りつける量や品数が多いと、食べる気が失せてしまうことがある。少なめの量のワンプレートや丼物にして、「これくらいなら食べられる」という自信をもってもらうことが大事。

6. 食事の途中でボーッとする、眠そう。

（対策）ボーッとしてきたら食事はいったん休憩し、目が覚めたときに集中して食べてもらう。1日3食にこだわらず、間食をとり入れて1回の食事時間を短かくする。

◉栄養不足の改善対策

栄養価の高い、たんぱく質を多くとれる主菜とエネルギー源となる主食から優先的に食べてもらう。または、食事量や品数を減らして食事にかかる時間を短くし、足りない栄養は、少量で栄養価の高い栄養補助食品（大手薬局や介護食品の販売サイトなどで入手できる）で補うのも一つの方法。

のどに食べ物を詰まらせたときの対処法

家族など近くにいる人が、急になにかをのどや気管に詰まらせて苦しみ出した場合、どうすればよいか、方法を覚えておき、速やかにかつ冷静に対処しましょう。

方法1

咳をしたり話が少しできたりする場合は、部分的な窒息です。咳をするように何度も促します。このとき、水を飲ませてはいけません。水は、のどの詰まりが直って落ち着いてからにします。

方法2

のどに詰まっている食べ物が見えるときは、布を巻いた指でかき出してみます。のどの奥に詰め込まないよう注意します。

方法3

方法1や2でだめな場合、また、咳も話もできず苦しんでいるが意識がある場合には、背部叩打法（はいぶこうだほう）や腹部突き上げ法（図参照）を試みて、詰まったものを吐き出させます。

自分が窒息して、一人で対処しなくてはならない場合

思いきり咳をする、のどの奥に手を突っ込んで吐き出す・かき出す、自分の手やいすの背などを使って腹部突き上げ法をやってみるなど、できることをしてみます。無理なら、すぐに救急車を呼びます。

> 試しても効果がない場合や、本人に意識がない場合は、すぐに救急車を呼んで状況を説明し、指示に従います。

●背部叩打法（はいぶこうだほう）

窒息した人をなるべく前かがみにさせ、背中の左右の肩甲骨の中央を、手のひらの根元（こぶしはダメ）で力強く、口に向けるようにして何度か、様子を見ながらたたきます。前かがみにさせることが大事です。

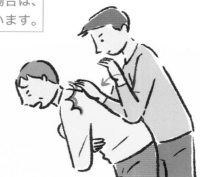

●腹部突き上げ法（ハイムリック法）

窒息した人の後ろから胴に手を回し、片方の手を握って親指側をへその上にあて、その上にもう1つの手も重ね、両手で腹部を強く、手前上方に圧迫するよう（横隔膜を押し上げるよう）に突き上げます。あまり強く押しすぎると内臓を損傷させるので、注意します。

＊腹部突き上げ法は、妊婦や乳児、幼児には行ってはいけません。

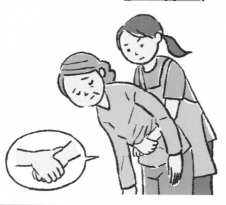

参考：日本医師会ホームページ「救急蘇生法」ほか。

栄養成分値一覧

- ●「日本食品標準成分表2015年版（七訂）」（文部科学省）に基づいています。
  同書に記載がない食材は、それに近い食材（代用品）の数値で算出しました。
- ●特に記載がない場合は1人分（1回分）あたりの成分値です。
- ●材料の分量に幅がある場合は、小さい数値で計算しています。
- ●市販品は、メーカーから公表された成分値のみ合計しています。
- ●ビタミンAはレチノール活性当量、ビタミンEはα-トコフェロールの値です。
- ●数値の合計の多少の相違は、計算上の端数処理によるものです。

	掲載	エネルギー	たんぱく質	脂質	コレステロール	炭水化物	食物繊維総量	カルシウム	鉄	亜鉛	ビタミンA	ビタミンD	ビタミンE	ビタミンB1	ビタミンB2	ビタミンC	食塩相当量
	(ページ)	(kcal)	(g)	(g)	(mg)	(g)	(g)	(mg)	(mg)	(mg)	(μg)	(μg)	(mg)	(mg)	(mg)	(mg)	(g)
誤嚥しにくい栄養充実レシピ																	
肉料理																	
ミルフィーユピカタ	44	367	23.9	26.5	177	5.2	1.3	162	1.0	2.4	119	0.6	1.6	0.56	0.34	17	1.4
ロール肉の酢豚	45	325	14.8	17.6	52	23.7	2.0	26	1.0	2.3	114	0.2	1.3	0.52	0.22	25	2.1
とんぺい焼き	46	336	13.9	27.9	271	4.8	1.0	58	1.7	1.6	97	1.3	2.0	0.26	0.32	21	1.4
みそ煮込み豚カツ	47	216	12.8	11.1	45	14.0	3.0	59	1.2	1.3	114	0.2	1.4	0.58	0.16	23	1.6
鶏肉の治部煮	48	234	14.2	8.9	53	20.8	2.8	48	1.2	1.6	252	0.3	1.1	0.14	0.20	20	1.6
チキンフリカッセ	49	468	16.1	38.2	142	10.6	2.7	54	0.9	1.8	258	2.8	1.1	0.16	0.27	7	1.1
韓国風マリネ焼き肉	50	471	15.4	37.9	72	12.0	2.0	24	2.1	3.4	51	0	2.9	0.13	0.23	76	2.0
シャリアピンステーキ	51	459	17.0	33.7	83	18.0	2.4	28	1.6	4.1	28	0.1	0.7	0.13	0.17	24	1.9
煮込みハンバーグ	52	346	17.9	21.1	111	19.7	2.3	50	2.3	4.0	62	0.4	2.0	0.28	0.27	64	1.8
鶏ひき肉となすのそぼろ丼	53	598	25.8	19.3	291	73.6	1.6	54	2.1	2.8	118	1.1	1.9	0.17	0.43	3	1.7
魚介料理																	
白身魚の洋風ホイル焼き	54	285	23.9	16.5	99	7.9	2.0	43	0.6	0.8	50	4.7	4.7	0.21	0.11	28	0.5
サケの塩麹焼き	55	196	24.3	4.4	59	14.8	2.1	23	0.8	0.8	41	32.4	2.7	0.21	0.33	61	1.9
タラのレンジおろし煮	56	110	19.1	0.3	58	7.5	1.5	57	0.6	0.7	20	1.0	0.9	0.14	0.15	10	1.9
マグロとアボカドのポキ	57	231	13.7	17.1	35	5.2	2.8	28	1.5	0.8	29	2.0	2.6	0.08	0.17	10	1.4
サンマの有馬煮	58	365	19.5	25.6	69	9.4	0.8	45	1.7	1.0	18	15.7	1.8	0.03	0.31	5	2.1
シシャモの南蛮漬け（1/3量）	59	175	13.6	9.2	138	8.4	1.1	209	1.2	1.2	81	0.4	2.0	0.04	0.19	45	1.2
小エビのかき揚げ風	60	266	13.5	17.0	161	12.9	1.2	102	1.3	1.1	232	0.4	2.3	0.07	0.17	4	0.5
タコのアクアパッツァ	61	179	18.4	6.8	113	9.9	2.3	30	0.7	1.8	39	0	2.3	0.13	0.12	27	0.9

	掲載	エネルギー	たんぱく質	脂質	コレステロール	炭水化物	食物繊維総量	カルシウム	鉄	亜鉛	ビタミンA	ビタミンD	ビタミンE	ビタミンB₁	ビタミンB₂	ビタミンC	食塩相当量
	(ページ)	(kcal)	(g)	(g)	(mg)	(g)	(g)	(mg)	(mg)	(mg)	(μg)	(μg)	(mg)	(mg)	(mg)	(mg)	(g)
卵料理																	
オープンオムレツ	62	193	10.0	11.7	247	11.1	1.2	64	1.3	1.1	137	1.1	1.6	0.14	0.32	54	1.0
こんぶ豆のスクランブルエッグ	63	141	9.7	7.7	231	7.9	1.7	60	1.1	0.8	111	1.0	0.9	0.05	0.26	7	0.7
サケごはんの茶碗蒸し	64	142	6.6	3.4	120	19.3	0.2	22	0.7	0.7	45	1.8	0.3	0.05	0.15	0	1.0
洋風ミルク茶碗蒸し	65	146	11.8	7.5	139	7.1	0.7	110	0.7	0.9	81	1.8	1.1	0.15	0.28	7	1.3
大豆・大豆製品料理																	
和風めんたいマーボー豆腐	66	143	13.4	6.5	76	6.9	1.1	55	1.3	1.4	22	0.4	1.7	0.22	0.19	17	2.1
チリコンカン(1/3量)	67	258	12.2	12.3	23	24.6	7.0	59	2.0	2.4	157	0.1	1.9	0.23	0.14	14	2.2
ミニ高野豆腐の卵とじ(1/3量)	68	148	11.0	7.2	154	8.6	1.4	99	1.7	1.2	154	0.7	0.7	0.06	0.22	3	1.7
野菜・芋・海藻料理																	
温野菜サラダ アボカド豆腐ディップ	70	153	4.1	9.0	3	16.0	5.0	36	0.9	0.7	221	0	3.2	0.12	0.15	35	0.8
アボカド豆腐ディップのみ	70	95	2.3	8.8	3	3.0	1.9	19	0.5	0.4	3	0	1.4	0.06	0.09	6	0.8
基本の豆腐ディップ	71	35	1.3	2.4	4	0.5	0.1	15	0.4	0.1	2	0	0.3	0.03	0.01	0	0.1
すりごま豆腐ディップ	71	39	1.5	3.3	4	0.9	0.3	21	0.4	0.2	2	0	0.3	0.03	0.02	0	0.1
タラコ豆腐ディップ	71	47	3.4	3.4	35	0.6	0.1	18	0.4	0.4	6	0	0.9	0.09	0.05	3	0.6
ツナ豆腐ディップ	71	63	3.0	4.9	7	1.6	0.3	18	0.3	0.2	2	0.2	0.6	0.03	0.02	1	0.2
梅しそ豆腐ディップ	71	37	1.4	3.0	4	1.1	0.2	17	0.3	0.1	6	0	0.4	0.03	0.01	0	0.3
アスパラと半熟卵とカニかまのごまドレあえ	72	112	6.8	7.2	123	5.3	1.5	68	1.2	0.9	63	0.6	1.6	0.11	0.21	9	0.6
里芋のともあえ	73	110	3.0	0.7	0	21.8	2.6	30	0.9	0.5	0	0	0.6	0.09	0.05	6	1.7
じゃが芋とひじきのチーズ焼き	74	165	5.2	9.2	12	15.4	1.8	117	1.3	0.7	68	0	0.7	0.08	0.09	26	1.2
長芋とめかぶのあえ物	75	64	2.0	0.3	0	12.3	1.8	37	0.4	0.3	6	0	0.2	0.08	0.02	5	0.4
ほうれん草のなめたけあえ	75	25	1.8	0.3	0	4.6	2.2	31	0.5	0.4	189	0	1.1	0.06	0.08	8	1.0
ごぼうと牛肉のいため煮	76	374	9.3	25.8	40	23.7	5.2	52	1.5	2.2	283	0	1.0	0.10	0.14	5	2.1
れんこんのスープカレー	77	304	11.8	14.8	47	30.7	4.5	49	1.4	1.3	433	0.2	3.5	0.18	0.16	49	2.6
ごはん・もち																	
あんかけチャーハン	78	499	13.5	15.2	214	72.2	1.3	66	1.6	2.0	132	1.0	2.0	0.15	0.30	18	3.9
スープあん(あんのみ)	78	18	0.3	0	0	3.2	0	2	0.1	0	0	0	0	0	0.01	0	1.4
カニ豆乳あん	79	43	3.1	1.1	2	4.2	0.1	21	0.6	0.2	2	0.1	0.1	0.02	0.02	0	0.8
野菜きのこあん	79	30	2.0	0.2	0	6.6	2.2	28	0.8	0.4	39	0.3	0.1	0.10	0.12	6	0.8
わかめ卵あん	79	62	4.0	2.9	116	4.2	0.9	35	0.6	0.4	56	0.5	0.3	0.03	0.14	0	1.0

	掲載	エネルギー	たんぱく質	脂質	コレステロール	炭水化物	食物繊維総量	カルシウム	鉄	亜鉛	ビタミンA	ビタミンD	ビタミンE	ビタミンB₁	ビタミンB₂	ビタミンC	食塩相当量
	(ページ)	(kcal)	(g)	(g)	(mg)	(g)	(g)	(mg)	(mg)	(mg)	(μg)	(μg)	(mg)	(mg)	(mg)	(mg)	(g)
ばらちらしずし	80	451	25.2	3.9	124	74.5	0.8	49	1.2	2.3	65	7.8	2.6	0.12	0.15	2	1.8
特製もち入り雑煮	81	138	8.1	4.6	28	15.4	0.9	26	0.4	0.7	160	0.3	0.7	0.06	0.09	5	1.5
めん・パン																	
サンラータン	82	554	14.9	22.9	49	72.4	1.8	267	0.5	0.8	103	0.1	0.5	0.51	0.67	26	3.7
オクラ納豆温玉そば	83	460	23.1	9.9	231	69.7	6.8	85	3.7	2.1	95	1.0	1.3	0.25	0.41	4	2.5
パングラタン（プレーン味）	84	343	15.6	13.3	250	39.3	0.9	211	1.2	1.5	142	1.5	0.9	0.12	0.49	2	0.9
パングラタン（コーヒー味）	84	291	13.8	10.5	244	34.1	0.9	163	1.3	1.2	90	1.0	0.9	0.09	0.39	0	0.9
パングラタン（フルーツ味）	84	297	10.5	7.6	231	48.1	0.9	42	1.4	0.9	83	1.0	0.9	0.06	0.25	2	0.7
汁物																	
ほうとう風みそ汁	85	119	5.0	2.0	2	21.0	3.8	41	1.1	0.6	169	0	2.9	0.09	0.08	28	1.6
サケの粕汁	86	222	16.3	6.2	26	22.4	3.6	36	1.6	1.1	149	9.3	0.3	0.17	0.19	22	1.8
トマトと卵の中国風スープ	87	66	4.3	2.9	116	5.8	1.0	23	0.7	0.5	86	0.5	1.2	0.07	0.15	15	1.5
くだもの・甘味																	
りんごのレンジコンポート	89	41	0.1	0.1	0	11.1	0.7	2	0.1	0	1	0	0.1	0.01	0	2	0
甘酒フルーツポンチ	89	116	2.5	1.1	0	25.2	1.5	20	0.5	0.4	6	0	1.2	0.04	0.04	22	0.2
やわらか焼き芋	90	177	2.1	2.9	8	35.6	2.8	61	0.6	0.3	23	0.1	1.1	0.11	0.09	19	0.1
やわらかおはぎ（1個分）	90	116	4.7	0.3	0	22.7	2.8	11	1.2	0.6	0	0	0	0.01	0.02	0	0
市販食品活用　やわらかクイックレシピ																	
ミートソースドリア	92	424	12.0	10.6	14	67.0	0.5	137	1.1	1.5	101	0	0.2	0.19	0.14	7	2.2
サバトマトカレーライス	93	521	20.4	15.2	60	72.0	3.1	218	2.1	2.4	54	7.7	4.4	0.21	0.34	10	2.8
牛すき焼き煮うどん	94	455	19.9	15.4	256	55.6	3.3	80	2.3	3.2	87	1.1	1.4	0.12	0.36	5	2.7
豆腐の中華あんかけ	95	227	15.7	12.9	45	11.5	2.8	179	2.1	1.7	145	0.2	1.4	0.28	0.15	12	1.9
焼き鶏とろろ丼	96	506	24.8	12.6	290	68.6	1.1	44	2.0	3.0	97	1.2	0.8	0.19	0.39	4	1.2
鶏から揚げのおろしポン酢かけ	97	267	13.2	15.8	88	18.4	2.5	37	1.0	1.8	32	0.2	2.1	0.11	0.20	8	1.7
鶏から揚げのヤンニョムチキン風	97	210	13.3	11.7	53	12.9	2.4	29	1.0	1.2	48	0.1	2.2	0.09	0.16	26	2.1
きんぴらツナごはん（1/3量）	98	270	7.8	6.3	7	43.9	1.5	20	0.8	0.9	34	0.5	1.0	0.06	0.04	3	0.6
ひじきのクリームチーズあえ	99	97	3.3	7.5	18	4.5	1.5	45	1.2	0.3	77	0	0.5	0.03	0.06	2	0.6

著者プロフィール

◎監修
菊谷 武（きくたに・たけし）
歯学博士。日本歯科大学大学院生命歯学研究科教授、日本歯科大学口腔リハビリテーション多摩クリニック院長。専門分野は摂食・嚥下リハビリテーション。「食べること」「しゃべること」などの口のリハビリテーションを目的とした同クリニックで、外来診療や訪問診療を行う。著書に、『改訂新版 かむ・のみこむが困難な人の食事』『絵で見てわかる入れ歯のお悩み解決！』（ともに女子栄養大学出版部刊／共著）、『シニア筋力トレーニング、口トレーニング、骨体操、最初のトレーニング！』『あなたの老いは舌から始まる』（ともにNHK出版）などがある。

◎栄養・料理指導
尾関麻衣子（おぜき・まいこ）
管理栄養士。2012年神奈川県立保健福祉大学保健福祉学部栄養学科卒業。2012年より現職。摂食嚥下障害を有する外来・在宅患者に対する栄養指導および食支援に従事。摂食嚥下リハビリテーション栄養専門管理栄養士。

大場 泉（おおば・いずみ）
管理栄養士。認定栄養ケア・ステーションパソルキッチン主宰。京都女子大学家政学部食物学科卒業。病院栄養士、調理師養成校教員などを経て、特別養護老人ホームで高齢者の栄養管理に従事。介護支援専門員。

STAFF

●料理作成／金原桜子
●調理アシスタント／上田浩子、高橋佳子
●カバー・表紙・大扉デザイン／鈴木住枝（Concent,Inc.）
●本文デザイン・DTP／足立秀夫
●撮影／山本明義（レシピ掲載料理）、相木 博、竹内章雄、堀口隆志、川上隆二、松園多聞
●スタイリング／村松真記
●イラスト／michi
●栄養計算／八田真奈
●編集／足立礼子
●校閲／くすのき舎

食事療法はじめの一歩シリーズ
「飲み込みにくい」と感じた、その日から
誤嚥性肺炎を防ぐ安心ごはん
2021年3月20日　初版第1刷発行

著者　菊谷 武、尾関麻衣子、大場 泉
発行者　香川明夫
発行所　女子栄養大学出版部
　　　　〒170-8481　東京都豊島区駒込3-24-3
　　　　電話03-3918-5411（販売）
　　　　　　　03-3918-5301（編集）
　　　　ホームページ　https://eiyo21.com/
振替　00160-3-84647
印刷・製本　凸版印刷株式会社